Obst- und Gemüsesäfte

Gertrud Teusen

Fit und schlank
Obst- und Gemüsesäfte

Der Text dieses Buches entspricht den Regeln der neuen deutschen Rechtschreibung.

Die Verwertung der Texte und Bilder, auch auszugsweise, ist ohne Zustimmung des Verlags urheberrechtswidrig und strafbar. Dies gilt auch für Vervielfältigungen, Übersetzungen, Mikroverfilmung und für die Verarbeitung mit elektronischen Systemen.

Fotos und Zeichnungen: Archiv FALKEN Verlag
Redaktion: FROMM MediaDesign GmbH/Sabine Rasel, Ärztin
Layout und Gesamtproduktion: FROMM MediaDesign GmbH., Selters/Ts.

Die Ratschläge in diesem Buch sind von Autorin und Verlag sorgfältig erwogen und geprüft, dennoch kann eine Garantie nicht übernommen werden. Eine Haftung der Autorin bzw. des Verlags und seiner Beauftragten für Personen-, Sach- und Vermögensschäden ist ausgeschlossen.

10828X817 2635 4453 6271
03 02 01 00

Inhalt

Einleitung	7
Trinken Sie sich fit!	7
Gesund genießen – Säfte haben es in sich!	7
Vitamine – Bausteine des Lebens	8
Mineralstoffe und Spurenelemente – ohne sie geht nichts	12
Pflanzliche Wirkstoffe – geheimnisvolle Wundermittel	15
Selbst entsaften – gesünder geht es kaum	17
Who is who im Saftregal?	18
Saftige Wunder gibt es nicht!	20

1 Gesunder Genuss aus dem Obstgarten — 21

Apfel	22
Aprikose	24
Birne	26
Brombeeren	28
Erdbeeren	29
Heidelbeeren	31
Kirsche	33
Pfirsich	34
Pflaume	36
Preiselbeeren	37
Schwarze Johannisbeeren	38
Weintrauben	40

2 Exotische Früchte – ohne geht es nicht — 43

Acerolakirsche	44
Ananas	46
Banane	48
Grapefruit	50
Kiwi	51
Mango	54
Maracuja	56
Melone	58
Orange	61
Papaya	63
Zitrone	65

3 Gemüsesäfte – pikante Drinks für alle Fälle 67

Artischocke — 68
Fenchel — 69
Gurke — 71
Karotte — 72
Kartoffel — 74
Kohl — 75
Paprika — 78
Radieschen/Rettich — 80
Rote Bete — 82
Sauerkraut — 84
Sellerie — 85
Spargel — 87
Tomate — 88
Zwiebel — 90

4 Kräuter und Heilpflanzen – medizinisch wertvoll 93

Andorn — 94
Baldrian — 95
Birke — 96
Brennnessel — 97
Echinacea — 98
Ingwer — 99
Johanniskraut — 100
Knoblauch — 101
Löwenzahn — 102
Petersilie — 104
Thymian — 105
Weißdorn — 106

5 Schön und schlank – der Saft macht's 107

Säfte und Nahrung für Haut und Haare — 108
Von Apfel bis Zitrone – das tut gut! — 108
Vitamine und Mineralstoffe für die Schönheit — 111
Kleine Schöbheitsfehler – so helfen Obst- und Gemüsesäfte — 111
Safttage – entschlacken, entgiften, entwässern — 115

Anhang – So helfen Säfte und Saftmixgetränke 117

Sachregister — 127
Rezeptverzeichnis — 127

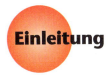

Einleitung

Trinken Sie sich fit!

Darf ich Sie auf ein Glas Saft einladen? Auf einen frisch gepressten Apfelsaft zum Beispiel oder einen exotischen „Tutti-Frutti-Mix"? Vielleicht soll es zur Abwechslung mal etwas Deftiges sein? Eine „Scharfe Tomate" oder ein „Kohlcocktail"? Säfte sind unglaublich vielseitig, vom Geschmack und von der Wirkung her. Ganz gleich, wie man die Sache betrachtet, was man alles zu Säften pressen kann, ist schon erstaunlich.

Säfte jedenfalls liegen im Trend. Immer bunter, immer vielseitiger und immer geschmackvoller füllen sie die Regale von Supermärkten und Reformhäusern. Sie sind lecker und erfrischend, haben wenig Kalorien und dafür um so mehr wertvolle Inhaltsstoffe. Geradezu ideal, um sich schön, fit und gesund zu trinken.

Doch vor den Genuss kommt die Information, denn nicht alles was fruchtig lecker von den Etiketten prangt, ist in Wahrheit auch so gesund. Warenkunde tut also dringend Not und die Alternative, nämlich selbst entsaften, braucht auch Anleitung.

Was in den Säften alles steckt, das erfahren Sie in diesem Buch. Es wird erklärt, wie wichtig Vitamine, Mineralstoffe und Spurenelemente für die gesunde Ernährung sind. Außerdem bieten Säfte eine Vielzahl anderer höchst wirksamer Inhaltsstoffe an, die man kennen sollte. In den folgenden Kapiteln können Sie sich dann kundig machen: Von A bis Z wird beschrieben, was geschmacklich gut im Glas zusammenpasst und wie es am besten wirkt.

Apropos Wirkung: Obst- und Gemüsesäfte sind gesund, medizinisch wirkungsvoll sind sie jedoch nur insofern, als sich dadurch leichtere Beschwerden lindern lassen oder die Heilung insgesamt unterstützt wird. Die „Safttherapie" allein kann keinen Arztbesuch ersetzen! Auch wenn bei den jeweiligen Rezepten Hinweise auf die Wirkung beziehungsweise auf die Anwendungsgebiete gegeben werden, so sind diese jedoch nie mit denen herkömmlicher Arzneimittel gleichzusetzen.

Anders ist es mit den Säften, die aus Kräutern und Heilpflanzen gewonnen werden. Hierbei handelt es sich durchaus um hochwirksame Arzneimittel, wenn auch auf natürlicher Basis. Bei der Anwendung von Frischpflanzen-Presssäften, wie man sie in der Fachsprache nennt, ist stets die beiliegende Packungsanweisung, einschließlich der Anwendungshinweise und Nebenwirkungsrisiken, genau zu beachten. Bei Fragen sind immer der Arzt oder Apotheker die besten Ansprechpartner.

Gesund genießen – Säfte haben es in sich!

Um gesund zu bleiben und Beschwerden vorzubeugen, braucht unser Körper eine ausgewogene Ernährung. Sie ist die beste Garantie dafür, dass unser Organismus mit allen Nährstoffen versorgt wird, um Körperzellen aufzubauen, das Immunsystem zu stabilisieren und den Stoffwechsel anzuregen. Säfte stellen in dieser Hinsicht eine wertvolle Nahrungsmittelergänzung dar, weil sie vor allem ausreichend Vitamine, Mineralstoffe und Spurenelemente beinhalten. Aber damit nicht genug: Sie enthalten auch Eiweiß und Kohlenhydrate, Ballaststoffe und insbesondere Wasser. All das braucht der Körper, um gesund und leistungsfähig zu bleiben.

Dass Vitamine gesund sind, daran zweifelt heute niemand mehr. Allerdings vergessen wir allzu oft vor allem, wenn wir vor einem Fast-Food-Restaurant anhalten, dass Vitamine nichts sind, was der Körper selbst produziert, sondern Lebensbausteine, die wir ihm täglich aufs Neue zuführen müssen. Zwar sind die Mengen, die der Körper braucht, scheinbar gering, doch sollte nur wenig davon fehlen, macht sich das sofort bemerkbar. Und wie könnte das „Auftanken" der Vitamin- und Mineralstoffdepots leichter gehen als durch ein Glas Saft?

Vitamine – Bausteine des Lebens

Vitamine sind lebensnotwendige organische Substanzen, die überwiegend nicht vom Körper selbst gebildet werden können, sondern vielmehr immer wieder neu zugeführt werden müssen. Das geht entweder dadurch, dass wir das Vitamin selbst zu uns nehmen oder aber eine Vorstufe davon, die dann vom Körper umgewandelt wird.

Man unterscheidet generell fettlösliche von wasserlöslichen Vitaminen. Zu den fettlöslichen gehören die Vitamine A, D, E und K, zu den wasserlöslichen gehören das Vitamin C und die B-Vitamine (Ausnahme: Vitamin B_{12}). Diese Unterscheidung ist wichtig, denn sie gibt einen Hinweis darauf, wie die Vitamine in den Körper aufgenommen und gespeichert werden. Fettlösliche Vitamine (und Vitamin B_{12}) können vom Organismus in größeren Mengen auf Vorrat angesammelt werden. Wasserlösliche Vitamine hingegen werden nur in geringen Mengen gespeichert und müssen deshalb immer wieder von Neuem zugeführt werden. Ein typisches Beispiel dafür ist das Vitamin C. Die beste Art und Weise, den Körper mit Vitaminen zu versorgen, ist die gesunde Ernährung, denn durch den Verdauungsprozess werden die Inhaltsstoffe schrittweise freigesetzt und können dadurch optimal verwertet werden.

Frucht- und Gemüsesäfte sind von Natur aus reich an Vitaminen. Folgende Vitamine kommen in den meisten Sorten vor:

Vitamin A

Korrekt müsste man eigentlich von Provitamin A oder Betakarotin sprechen, denn dieses Vitamin wird nur in einer Vorstufe durch die Nahrung aufgenommen und dann erst im Körper zum eigentlichen Vitamin A umgewandelt. Oft wird als Eselsbrücke „Vitamin A wie Augen" verwendet und das nicht ohne Grund: Vitamin A ist für das Zellwachstum, eine gesunde Haut und widerstandsfähige Zähne verantwortlich, aber insbesondere wirkt es sich auf das Sehvermögen positiv aus. Nachtblindheit beispielsweise ist häufig durch einen Vitamin-A-Mangel begründet. Weil Vitamin A auch für gesunde Haut und Schleimhäute verantwortlich ist, kann ein Mangel zu trockener Haut und Schleimhaut führen. Letztere wiederum ist besonders in der Winterzeit anfälliger für Infekte.

Wirkungen

Bildung des Sehpurpurs, Schutz von Haut, Knochen und Haaren, Gesunderhaltung von Zähnen und Zahnfleisch

Tagesdosis für einen Erwachsenen

0,8 bis 1,0 Milligramm

Mangelerscheinungen

Sehschwäche, unreine Haut, erhöhte Infektanfälligkeit, Menstruationsbeschwerden

Überversorgungserscheinungen

Erbrechen, Durchfall, Kopfschmerzen, erhöhte Knochenbrüchigkeit, Hautveränderungen

Nahrungsmittel mit hohem Vitamin-A-Gehalt

Obst: Aprikosen, Orangen, Pfirsiche
Gemüse: Grünkohl, Karotten, gelbe und grüne Paprika, Spinat

Vitamin C

Es wird auch Ascorbinsäure genannt und gehört wohl zu den bekanntesten Vitaminen. Die meisten Menschen wissen, dass es zur Stärkung des Immunsystems unerlässlich ist, weshalb es in der Erkältungszeit besonders häufig eingesetzt wird. In der Tat bringt Vitamin C das Immunsystem in Schwung, sodass Krankheitserreger besser abgewehrt werden können.

Und es kann noch mehr: Zum Beispiel braucht der Körper Vitamin C, um den Mineralstoff Eisen und das Vitamin Folsäure aus der Nahrung aufzunehmen. Beide Stoffe sind für die Blutbildung notwendig, sodass Vitamin C also indirekt auch an diesem Prozess beteiligt ist.

Außerdem braucht der Körper ausreichend Vitamin C, um Kollagene herzustellen, die für den Bau des Bindegewebes und der Knochen unerlässlich sind. Auch gilt Ascorbinsäure als Antistressvitamin. Das stimmt insofern, als anhaltender Stress das Immunsystem schwächt und Vitamin C dem entgegenwirkt. Ebenso soll es krebshemmende Eigenschaften besitzen.

Problematisch ist das Vitamin deshalb, weil es vom Körper nicht gespeichert werden kann, sondern stets aufs Neue zugeführt werden muss. Deshalb nutzt auch die bekannte „Vitamin-C-Stoßtherapie" wenig; besser ist es, die Aufnahme gleichmäßig über den Tag zu verteilen.

Wirkungen

Stärkung des Immunsystems, Förderung der Blut- und Kollagenbildung, Schutz für Haut und Haare

Tagesdosis für einen Erwachsenen

75 Milligramm

Mangelerscheinungen

Müdigkeit, Infektanfälligkeit, Konzentrationsstörungen, schlechte Wundheilung

Nahrungsmittel mit hohem Vitamin-C-Gehalt

Obst: Acerolakirsche, Beeren, Kiwi, Mango, Papaya, Zitrusfrüchte
Gemüse: Fenchel, Kartoffeln, Paprika, Spinat, Tomaten

Vitamin E

Dieses Vitamin spielt im Körper eine ganz wesentliche Rolle. Seine wichtigste Funktion ist der Zellschutz und somit kommen diesem Vitamin auch krebshemmende Eigenschaften zu. Das fettlösliche Vitamin ist auch für eine intakte Funktion der roten Blutkörperchen, der Muskeln und der Geschlechtsorgane zuständig. Es hilft der Haut, Feuchtigkeit zu speichern, kräftigt das Gewebe und verbessert die Durchblutung.

Wirkungen
Förderung des Kreislaufs und der Durchblutung, Schutz der Haut

Tagesdosis für einen Erwachsenen
12 Milligramm

Mangelerscheinungen
Durchblutungsstörungen, Erschöpfungszustände vorzeitige Hautalterung, Unlust

Überversorgungserscheinungen
Ausbleiben der Monatsblutung, Kopfschmerzen, Schwindel, Muskelschwäche, Müdigkeit

Nahrungsmittel mit hohem Vitamin-E-Gehalt
Obst: Mango
Gemüse: Avocado, Sellerie, Spinat

Vitamin B1

Das Vitamin B1 wird auch Thiamin genannt und ist wichtig, weil mit seiner Hilfe Kohlenhydrate aus der Nahrung in Energie umgewandelt werden können. Ohne dieses Vitamin könnten Muskeln und Nerven nicht optimal funktionieren, denn es ist auch für die Erregungsbildung der Nervenzellen und somit für die Weiterleitung von Informationen zwischen den einzelnen Anteilen des Nervensystems verantwortlich.

Wirkungen
Erhalt der Funktionstüchtigkeit des Nervensystems, Konstanthaltung des Energiehaushalts des Körpers

Tagesdosis für einen Erwachsenen
1,2 bis 1,5 Milligramm

Mangelerscheinungen
Störungen in der Funktion des Nervensystems, Funktionsstörungen des Verdauungssystems, Depressionen, Nieren- und Blasenbeschwerden, Appetitlosigkeit, erhöhte Infektanfälligkeit

Nahrungsmittel mit viel Vitamin B1
Obst: Ananas, Orangen
Gemüse: Grünkohl, Karotten, Kartoffeln, Linsen, Spinat

Vitamin B2

Dieses wasserlösliche Vitamin wird auch Riboflavin genannt. Es ist ein so genanntes Coenzym, das bedeutet, dass es einem anderen Enzym bei der Erfüllung seiner speziellen Aufgabe hilft. In diesem Fall ist es ein Enzym, das für die Energiegewinnung zuständig ist. Außerdem spielt das Vitamin B2 eine wichtige Rolle bei der Erhaltung der Schutzschicht, die die Nervenzellen umgibt.

Wirkungen
Gesunderhaltung der Haut, Erhaltung der Nervenfunktion, Regulation der Energieversorgung des Körpers

Tagesdosis für einen Erwachsenen
1,5 bis 1,7 Milligramm

Mangelerscheinungen

Hautveränderungen, Nervosität, Unruhe, Blutarmut, Wachstumsstörungen bei Kindern und Jugendlichen

Nahrungsmittel mit viel Vitamin B2

Obst: Aprikosen, Pfirsiche
Gemüse: grüne Blattgemüse, Fenchel, Meerrettich

Vitamin B6

Dieses Vitamin braucht der Körper, um Eiweiß aus der Nahrung zu lösen und im Körper weiter zu verwerten. Außerdem ist es an der Blutbildung beteiligt. Vitamin B6 spielt darüber hinaus eine wichtige Rolle im Fettstoffwechsel, bei der Zellteilung und bei der Produktion von Hormonen. Schwangere Frauen haben aus diesem Grund einen höheren Bedarf an diesem Vitamin. Zudem wird durch die Zufuhr von Vitamin B6 das Immunsystem nachhaltig stimuliert.

Wirkungen

Anregung der Blutbildung, Regulation des Fettstoffwechsels und der Eiweißverwertung

Tagesdosis für einen Erwachsenen

1,6 bis 1,8 Milligramm

Mangelerscheinungen

Appetitlosigkeit, Blutarmut, Hautveränderungen, Krämpfe

Nahrungsmittel mit viel Vitamin B6

Obst: Banane, Mango, Maracuja
Gemüse: Kartoffeln, Kohl, Zwiebeln

Folsäure

Sie gehört zu den B-Vitaminen und spielt beim Eiweißstoffwechsel eine wichtige Rolle. Außerdem wird Folsäure zur Bildung von roten Blutkörperchen gebraucht. Deshalb haben auch Schwangere einen erhöhten Bedarf. Wichtig ist Folsäure auch für die Zellteilung und die Zellerneuerung.

Wirkungen

Mitwirkung bei der Bildung von roten Blutkörperchen, Regulation des Eiweißstoffwechsels, Unterstützung der Regeneration von Zellen

Tagesdosis für einen Erwachsenen

0,4 Milligramm

Mangelerscheinungen

Blutarmut, Verdauungsstörungen, Entzündungen der Mundschleimhaut, Schwangerschaftskomplikationen

Nahrungsmittel mit hohem Folsäuregehalt

Obst: Bananen, Erdbeeren, Mango und Orangen
Gemüse: Fenchel, Kohl, Rote Bete, Spargel, Spinat, Tomaten

Niacin

Das Niacin ist ein B-Vitamin (Vitamin B3) und gehört zu den wichtigsten Energielieferanten, weil es – wie andere B-Vitamine auch – am Kohlenhydrat-, Eiweiß- und Fettstoffwechsel beteiligt ist. Darüber hinaus steuert es die Produktion von Neurotransmittern. Das sind Botenstoffe, die der Erregungsübertragung zwischen den Nervenzellen dienen und somit unter anderem für die Gehirntätigkeit unerlässlich sind.

Wirkungen

Unterstützung der Gehirnfunktion, Regulation des Energiestoffwechsels

Tagesdosis für einen Erwachsenen

15 bis 18 Milligramm

Mangelerscheinungen

Müdigkeit, Konzentrationsstörungen, Appetitlosigkeit, Gewichtsverlust

Nahrungsmittel mit hohem Niacingehalt

Obst: Aprikose, Banane, Kirschen, Mango, Maracuja, Pflaumen
Gemüse: Artischocken, Kartoffeln, Knoblauch, Kohl, Meerrettich, Spargel, Spinat

Mineralstoffe und Spurenelemente – ohne sie geht nichts

Mineralstoffe und Spurenelemente bringen den Organismus in Schwung. Wir müssen sie jedoch allesamt über die Nahrung aufnehmen, denn der Körper kann sie nicht selbst produzieren. Trotzdem sind sie besonders wichtig, weil sie in verschiedenster Weise alle Körperfunktionen beeinflussen. Sie stärken das Immunsystem und regen den Stoffwechsel an, sie helfen Körperzellen aufzubauen und sorgen für eine ungestörte Funktion der Organe. Fehlen Mineralstoffe und Spurenelemente in unserem Körper, so kann das fatale Konsequenzen für die Gesundheit haben.

Zu den Mineralstoffen, die in Säften vorkommen, gehören Kalium, Natrium, Kalzium, Phosphor und Magnesium. Spurenelemente sind unter anderem Eisen, Zink und Selen.

Kalium

Von diesem Mineralstoff braucht der Körper besonders viel. Das wird verständlich, wenn man sich vor Augen hält, dass alle Zellen in unserem Körper diesen Stoff brauchen. Kalium hilft nämlich bei der Entwässerung der Zellen. Das ist wichtig, weil die dort enthaltene Flüssigkeit ständig erneuert werden muss. Neue Flüssigkeit enthält auch neue Nährstoffe und diese brauchen die Zellen, um optimal zu funktionieren. Sind nun die Nährstoffe entnommen, muss die Flüssigkeit ausgetauscht werden.

Wirkungen

Regulation des Wasserhaushalts der Zellen, Blutdrucksenkung, Förderung des Schadstoffabtransports aus dem Körper, Stärkung von Blase und Nieren

Tagesdosis für einen Erwachsenen

3 bis 4 Gramm

Mangelerscheinungen

Bluthochdruck, Muskelschwäche, Verstopfung, Müdigkeit, Nervosität, Konzentrationsstörungen

Nahrungsmittel mit hohem Kaliumgehalt

Obst: Äpfel, Aprikosen, Bananen, Mango, Maracuja, Melone, Schwarze Johannisbeeren, Zitrusfrüchte
Gemüse: Artischocken, Fenchel, Karotten, Kartoffeln, Kohl, Meerrettich, Rettich, Rote Bete, Spinat, Tomaten

Natrium

Dieses Mineral ist der Gegenspieler des Kaliums, denn es ist wasserbindend. Es sorgt dafür, dass der Organismus genug Flüssigkeit behält und, in der Konsequenz, nicht austrocknet. Auch für die Funktion der Muskeln wird Natrium gebraucht, genauso wie für die Aktivierung bestimmter Stoffwechselvorgänge.

Wirkungen
Unterstützung der Muskelfunktion, Aktivierung des Stoffwechsels, Regulation des Wasserhaushalts

Tagesdosis für einen Erwachsenen
maximal 5 Gramm

Mangelerscheinungen
Nervosität, Zeichen der Austrocknung des Körpers

Überversorgungserscheinung
Bluthochdruck

Nahrungsmittel mit hohem Natriumgehalt
Obst: Maracuja
Gemüse: Fenchel, Karotten, Rote Bete, Sauerkraut, Sellerie

Kalzium

Das Mineral gilt als Knochenbaustein, denn es lagert sich überwiegend in den Knochen, aber auch in den Zähnen ab und verleiht ihnen die notwendige Härte. Da auch im Knochen Körperzellen enthalten sind, die ständig erneuert werden müssen, ist auch auf eine kontinuierliche Kalziumzufuhr zu achten. Im Erwachsenenalter ist die erhöhte Kalziumversorgung der beste Schutz vor Osteoporose. Das ist insofern wichtig, als mit zunehmendem Alter der Körper Kalzium schwerer aus der Nahrung lösen kann.

Wirkungen
Aufbau der Hartsubstanz in Knochen und Zähnen, Regulation der Durchblutung

Tagesdosis für einen Erwachsenen
800 Milligramm (im Alter bis 1500 Milligramm)

Mangelerscheinungen
Knochenschwund im Alter, auch Osteoporose genannt, Wachstumsstörungen in jungen Jahren

Nahrungsmittel mit hohem Kalziumgehalt
Obst: Ananas, Kiwi, Maracuja, Schwarze Johannisbeeren
Gemüse: Brokkoli, Fenchel, Kartoffeln, Knoblauch, Kohl, Meerrettich, Spinat

Phosphor

Phosphor ist ebenfalls ein Knochenbaustein, denn auch Phosphor lagert sich in den Knochen ein und sorgt dort für mehr Stabilität. Außerdem ist Phosphor ein Mittler, der es ermöglicht, aus Nahrung gewonnene Energie in Muskelarbeit umzusetzen.

Wirkungen
Unterstützung von Knochenaufbau und Energiestoffwechsel

Tagesdosis für einen Erwachsenen
800 Milligramm

Einleitung

Mangelerscheinungen
Erschöpfungszustände

Nahrungsmittel mit hohem Phosphorgehalt
Obst: Backpflaumen, Birnen
Gemüse: Artischocken, Brokkoli, Meerrettich, Kohl, Rote Bete, Spinat

Magnesium

Das „Entspannungsmineral" hat viele Aufgaben: Es ist an zahlreichen Stoffwechselvorgängen beteiligt und steuert allein rund 300 Enzyme im Organismus. Außerdem ist es auch ein Knochenmineral, aber ebenso für die Herztätigkeit unverzichtbar. Magnesium stärkt den Herzmuskel und verbessert somit die Herzleistung. Zudem hemmt Magnesium die Blutgerinnung, senkt damit das Risiko der Entstehung von Thrombosen, Herzinfarkt und Schlaganfall.

Magnesium dämpft die Erregbarkeit der Nerven und Muskeln, lässt aber auch Stress und Hektik leichter ertragen.

Wirkungen
Stärkung von Herz, Nerven und Knochen, Regulation des Stoffwechsels und der Nierentätigkeit

Tagesdosis für einen Erwachsenen
300 bis 350 Milligramm

Mangelerscheinungen
Muskelkrämpfe, Nervosität

Nahrungsmittel mit hohem Magnesiumgehalt
Obst: Äpfel, Bananen, Brombeeren, Grapefruit, Maracuja, Pfirsiche, Zitronen
Gemüse: Artischocken, Fenchel, Knoblauch, Kohl, Meerrettich, Spinat

Eisen

Eisen gehört zu den Spurenelementen und, wie der Name schon sagt, braucht man davon relativ wenig. Der Körper braucht es aber dringend, um den roten Blutfarbstoff, das Hämoglobin, zu bilden. Dieser wiederum ist für den Sauerstofftransport zu allen Körperzellen verantwortlich. Eine ausreichende Funktion von Geweben und Organen ist nur dann gewährleistet, wenn auch die Sauerstoffversorgung stimmt.

Wirkungen
Blutbildung, Förderung der Durchblutung, Unterstützung der Hautregeneration

Tagesdosis für einen Erwachsenen
12 bis 18 Milligramm (Frauen brauchen mehr)

Mangelerscheinungen
Blutarmut, Müdigkeit, Blässe, erhöhte Infektanfälligkeit, brüchige Fingernägel, spröde Haare

Nahrungsmittel mit hohem Eisengehalt
Obst: Ananas, Aprikosen, Bananen, Brombeeren, Erdbeeren, Heidelbeeren, Himbeeren, Kirschen, Kiwi, Mango, Maracuja, Melone, Pflaumen, Schwarze Johannisbeeren, Weintrauben
Gemüse: Artischocken, Fenchel, Gurken, Karotten, Kartoffeln, Kohl, Meerrettich, Paprika, Radieschen, Rettich, Rote Bete, Sauerkraut, Sellerie, Spargel, Spinat, Tomaten, Zwiebeln

Weitere Spurenelemente

Darüber hinaus gibt es noch eine ganze Menge anderer Spurenelemente, die in Obst und Gemüse enthalten sind.
- So hilft *Selen* gegen Gelenkbeschwerden und unterstützt Haut, Herz und Immunsystem. Es ist beispielsweise in Orangen und Tomaten enthalten.
- *Mangan* wiederum fördert die Konzentrationsfähigkeit und kommt beispielsweise in Heidelbeeren vor.
- *Fluor* kennt man vielfach aus der Zahnpastareklame und weiß, dass die Zähne es brauchen. In natürlicher Form ist es in Bananen und Kartoffeln zu finden.
- *Zink* gibt es in Zwiebeln, *Silizium* in Gurken, *Kobalt* in Kartoffeln und Rote Bete enthalten *Schwefel*.
- Allrounder in Sachen Spurenelemente ist die Tomate. Sie hat gleich zehn verschiedene zu bieten.

Pflanzliche Wirkstoffe – geheimnisvolle Wundermittel

Vitamine und Mineralstoffe sorgen dafür, dass unser Körper optimal funktioniert und gesund bleibt. Eine gesundheitliche Wirkung, sprich eine Beeinflussung von Beschwerden und Erkrankungen geht jedoch nur von den speziellen pflanzlichen Inhaltsstoffen aus. Dazu gehören beispielsweise Farb-, Aroma- und Geschmacksstoffe, die einer Pflanze ihren eigenen Charakter und ihr individuelles Aussehen geben.

In den folgenden Kapiteln sind sie unter dem Stichwort „Besondere Wirkstoffe" aufgelistet. Was sich jedoch jeweils dahinter verbirgt, soll hier etwas ausführlicher erklärt werden.

Flavonoide

Das ist der Sammelbegriff für pflanzliche Wirkstoffe mit einer ähnlichen chemischen Grundstruktur, aber verschiedenen Wirkungen. Auch wenn Flavonoide in den meisten Pflanzen vorkommen, so ist doch ihre Wirkung höchst individuell. Es gibt einige, die sich positiv auf das Herz-Kreislauf-System auswirken, den Cholesterinspiegel senken oder krebshemmende Wirkung zeigen, und andere, die harntreibende oder schweißfördernde Eigenschaften haben. Flavonoide findet man unter anderem in: Brombeeren, Heidelbeeren, Kirschen, schwarzen Johannisbeeren, Grapefruits, Artischocke, Andorn, Baldrian, Birke, Brennnessel, Johanniskraut, Löwenzahn, Petersilie, Thymian und Weißdorn.

Pektin

Pektin zählt zu den Ballaststoffen. Unter diesem Begriff fasst man nahezu unverdauliche Pflanzenbestandteile zusammen, die die Darmbeweglichkeit und damit den Transport des Darminhalts fördern. Pektin zählt zu den wasserlöslichen Ballaststoffen. Es wird von Darmbakterien teils zersetzt und kann so Wasser binden. Wasserlösliche Ballaststoffe quellen deshalb im Darm auf und werden schneller ausgeschieden. Abfallprodukte aus dem Stoffwechsel verlassen den Organismus rascher. Zusätzlich senkt Pektin den Cholesterinspiegel. Es kommt vor in: Äpfeln, Birnen, Heidelbeeren, Orangen und Gurken.

Phenolsäure

Dieser Substanz wird eine große Heilwirkung nachgesagt, denn sie soll krebshemmende Eigenschaften besitzen. Darüber hinaus beeinflusst sie den Cholesterinspiegel günstig. Enthalten ist sie beispielsweise in Brombeeren, schwarzen Johannisbeeren, Zwiebeln und roten Weintrauben.

Gerb- und Bitterstoffe

Bittere und gerbende Substanzen findet man ebenfalls in vielen Pflanzen. Sie haben immer auch zusammenziehende Eigenschaften und wirken auf die Schleimhäute sekretionshemmend. Deshalb werden sie häufig bei Magen-Darm-Erkrankungen eingesetzt und dienen als Stärkungsmittel. Gerb- und Bitterstoffe findet man unter anderem in folgenden Pflanzen: Andorn, Artischocke, Baldrian, Birke, Brennnessel, Sonnenhut, Heidelbeeren, Johanniskraut, Kiwi, Löwenzahn, Petersilie, Preiselbeeren, Thymian und Weißdorn.

Enzyme

Enzyme sind Eiweißverbindungen, die für die Regulation des gesamten Stoffwechsels zuständig sind. Ihre Aufgabe ist es, alle Stoffe, die wir aufnehmen, zu zerlegen und daraus neue, körpereigene Substanzen herzustellen. Eine ihrer Aufgaben ist es beispielsweise, das Blut fließend zu halten. Das bedeutet, dass sie Blutgerinnsel, die zu einer Thrombose führen könnten, auflösen. Enzyme spielen auch bei der Immunabwehr eine wichtige Rolle, ohne sie wäre der Organismus eindringenden Keimen und Bakterien hilflos ausgeliefert. Frisches Obst und Gemüse sind reich an Enzymen. Diese sind hitzeempfindlich und deshalb ist die natürlichste Art und Weise, den Enzymspiegel auf einem idealen Niveau zu halten, das Safttrinken. Enzymreich sind beispielsweise Ananas, deren Enzym heißt Bromelain; in der Kiwi ist Actinicin enthalten und in der Papaya findet sich Papain. Wirkungsvolle Enzyme gibt es auch in Grapefruits und Gurken.

Inulin

Das ist ein Zucker, der insbesondere in der Artischocke in großen Mengen vorhanden ist. Es zählt zu den Polysacchariden und wird vom Körper anders verwertet als üblicher Zucker. Bei Diabetikern hilft Inulin, den Blutzuckerspiegel auf natürliche Weise zu regulieren.

Ätherische Öle

Wissenschaftlich betrachtet handelt es sich dabei um flüssige Substanzen, die sich durch unterschiedliche Düfte auszeichnen. Sie riechen meist angenehm, verflüchtigen sich allerdings schnell, wenn sie einmal freigesetzt werden. Jede Pflanze verfügt über ein vielfältiges Sortiment an ätherischen Ölen, nicht selten sind über hundert Inhaltsstoffe an einem speziellen Duft beteiligt. Entsprechend vielfältig sind die damit verbundenen Eigenschaften. Die Palette reicht von antibiotischer Wirkung über desinfizierende Eigenschaften bis hin zur Stärkung des Immunsystems. Bei manchen Pflanzen hat das ätherische Öl einen speziellen Namen, beim Fenchel heißt es Fenkool. Ätherische Öle findet man in: Andorn, Baldrian, Birke, Sonnenhut, Ingwer, Johanniskraut, Knoblauch, Löwenzahn, Petersilie, Thymian und Weißdorn.

Indol

So nennt man die wichtigste krebshemmende Substanz, die in allen Kohlarten vorkommt. Sie wirkt entgiftend und verbessert darüber hinaus den hormonellen Stoffwechsel.

Aspargin

Das ist eine Aminosäure, die im Spargel enthalten ist und dort die entwässernde und harntreibende Wirkung ausmacht.

Saponine

Diese Wirkstoffe sind entzündungshemmend, harntreibend und stoffwechselanregend. Sie schützen vor Viren und Bakterien. Außerdem regen sie den Fettstoffwechsel an. Enthalten sind sie beispielsweise in Birke und Löwenzahn.

Hypericin

Das ist der einzigartige Wirkstoff des Johanniskrauts. Er hat ausgleichende und stimmungsaufhellende Eigenschaften.

Allizin

Die Wunderheilkraft des Knoblauchs wird auf diesen Stoff zurückgeführt und ebenso sein intensiver Geruch. Es handelt sich um schwefelhaltige Verbindungen, die sowohl krebshemmende als auch den Cholesterinspiegel senkende Eigenschaften haben.

In den folgenden Kapiteln finden Sie eine ausführliche Rubrik mit wichtigen Vitaminen und Mineralstoffen. Diese sind immer auf frische Früchte und Gemüse bezogen. Die Mengenangaben sind jeweils auf 100 Gramm verzehrbaren Frucht- beziehungsweise Gemüseanteil bezogen.

Selbst entsaften – gesünder geht es kaum

Säfte enthalten eine Vielzahl gesunder Wirkstoffe. Die beste Garantie für unbeschwerten Genuss ist immer noch die eigene Saftherstellung. Von der Frucht bis zum Saft hat man die Möglichkeit, das optimale Ergebnis zu beeinflussen. Das beginnt beim Einkauf hochwertiger Rohstoffe und endet bei der sachgemäßen Zubereitung.

Die Qualität der Rohstoffe ist entscheidend für die Qualität des Endprodukts. Beim Einkauf sollten Sie also auf reife, knackig aussehende Früchte und Gemüse achten. Natürlich sind zur eigenen Saftherstellung Obst und Gemüse aus ökologischem Anbau zu bevorzugen. Der einfache Grund: Vielfach verbergen sich wirkungsvolle Inhaltsstoffe in den Schalen und diese können nur mit entsaftet werden, wenn beim Anbau keine Pestizide verwendet wurden. Einkaufstipps finden Sie in der Rubrik „Eigene Herstellung" bei allen Früchten und Gemüsen.

Früchte und Gemüse, die Sie zum Entsaften verwenden möchten, sollten „handverlesen" sein. Das bedeutet: Nur Hochwertiges kommt in den Entsafter. Produkte mit matschigen Druckstellen und Schimmel dürfen nicht mitverwendet werden.

Für die Vorbereitung müssen manche Früchte geschält, aber auf alle Fälle gründlich gewaschen werden. Kernobst muss entsteint, Beeren müssen zunächst abgepflückt werden. Früchte und Gemüse mit harter Konsistenz müssen klein geschnitten oder geraspelt werden, bevor man sie entsaftet.

Voraussetzung für die eigene Saftherstellung ist natürlich ein Entsafter. Nur Zitrusfrüchte lassen sich auch gut per Hand entsaften, manches kann man auch im Mixer zerkleinern. Doch um die volle Auswahl der schmackhaften Säfte zu genießen, kommt man um den Kauf eines Entsafters nicht herum. Diese sind teils recht teuer, dafür aber auch gut. Für den Hausgebrauch eignet sich ein Zentrifugenentsafter besonders gut. Das Preis-Leistungs-Verhältnis ist stimmig und damit lassen sich vor allem Früchte optimal entsaften. Hochwertigere Geräte sind teurer, bieten aber den Vorteil, dass sich damit auch „harte" Früchte und vor allem Gemüse leicht und sauber entsaften lassen. Beim Kauf – gleich welchen Geräts – sollte man vor allem auf eine ausführliche Gebrauchsanweisung achten.

Selbst gepressten Saft trinkt man am besten sofort. Deshalb ergeben die später angeführten Rezepte auch höchstens eine Tagesmenge. Möchte man den Saft trotzdem aufbewahren, sollte man ihn stets in saubere, mit heißem Wasser ausgespülte, Flaschen füllen.

Länger hält Saft, wenn man eine Messerspitze Ascorbinsäurepulver dazugibt und den Saft in der Flasche erhitzt.

Who is who im Saftregal?

Geht man mit aufmerksamem Blick durch die Gänge der Saftabteilung im Supermarkt oder schaut man sich im Reformhaus um, so stellt sich die Frage, ob es überhaupt notwendig ist, selbst zu entsaften. Ja und nein, denn einerseits lässt sich fast alles, was in diesem Buch beschrieben wird, auch als Fertigprodukt kaufen, andererseits sind selbst gemachte Säfte oft aromatischer.

Wenn es um Fertigprodukte geht, so bedarf es allerdings einer kleinen Warenkunde, um gute Säfte zu finden. Vor allem ein sachkundiges Etikettenstudium ist dazu erforderlich. Folgende Begriffe sollten Sie kennen:

Direktsaft

So bezeichnet man 100-prozentige Fruchtsäfte, die direkt im Produktionsland hergestellt und abgefüllt werden. Sie enthalten zumeist noch Fruchtfleisch und sind deshalb durchaus empfehlenswert. Diesen Säften darf nur in geringer Menge Zucker (maximal 1,5 Prozent) zugefügt werden; darüber hinaus sind sie frei von Konservierungsstoffen und Zusätzen.

Muttersaft

So bezeichnet man frisch gepresste Säfte aus Früchten mit hohem Säuregehalt. Diese können nicht direkt genossen werden, sondern müssen stets mit Wasser verdünnt oder mit Zucker gesüßt werden. Heidelbeeren und Brombeeren werden beispielsweise in dieser Saftform angeboten.

Rückverdünntes Konzentrat

Hierbei werden das verwendete Obst oder Gemüse im Herstellungsland entsaftet und dann durch den Entzug von Wasser konzentriert. Dieses Konzentrat wird dann beim Hersteller wieder „reaktiviert", indem erneut Wasser zugegeben wird – deshalb „rückverdünntes Konzentrat".

Dass diese Verfahrensweise von sehr gesundheitsbewussten Menschen natürlich abgelehnt wird, zumal es üblich ist, Konzentrate zu schwefeln, ist verständlich. Außerdem wird solchen rückverdünnten Konzentraten oft Zucker beigegeben, um den Geschmack zu optimieren. Man sollte also auf den Zusatz „zuckerfrei" oder „ohne Zuckerzusatz" achten.

Nektar

Die meisten Säfte, die es heute zu kaufen gibt, sind als Nektar deklariert. Das bedeutet, dass der Fruchtsaft oder das Konzentrat mit Wasser verdünnt wurde. Der Mindestfruchtgehalt liegt zwischen 25 und 50 Prozent. Hierbei lohnt sich der Weg in das Reformhaus, denn dort gibt es Säfte mit 90-prozentigem Fruchtanteil.

Nektar darf auch Zucker zugesetzt werden – und zwar bis zu 20 Prozent.

Fruchtsaftgetränk

Fruchtsaftgetränke werden ähnlich wie die Nektare hergestellt, jedoch liegt ihr Fruchtanteil niedriger, nämlich nur bei 6 bis 30 Prozent. Außerdem können sie viel Zucker und natürliche Aromastoffe, beispielsweise Zitronensäure, enthalten.

Multivitamingetränk

Das sind Mischungen aus verschiedenen, meist exotischen Fruchtkonzentraten, die rückverdünnt werden. Oft sind ihnen zusätzlich Vitamine und Mineralstoffe beigefügt. Ein genaues Etikettenstudium tut Not.

Gemüsesaft

Das sind Mischungen unterschiedlicher, geschmacklich abgestimmter Gemüsesäfte. Sie werden überwiegend aus Konzentrat, manchmal jedoch auch aus Direktsäften hergestellt. Im Gegensatz zu den Fruchtnektaren wird den Gemüsesäften relativ viel Salz beigegeben.

Gemüsetrunk

Diese Produkte sind mit den Fruchtsaftgetränken vergleichbar. Der Gemüseanteil liegt bei 40 Prozent.

Frischpflanzen-Presssaft

Eine gesonderte Stellung nehmen die so genannten Frischpflanzen-Presssäfte ein. Sie gelten als Naturarzneimittel und sind frei verkäuflich. Allerdings haben sie eine hohe Wirksamkeit und spezielle Anwendungsgebiete, sodass der Beipackzettel sorgsam zu lesen und zu beachten ist. Hinter dem komplizierten Namen verbirgt sich die Garantie, dass die Pflanzen in frischer Form verarbeitet werden und die Säfte alle Wirkstoffe in der natürlichen Zusammensetzung enthalten. Sie sind garantiert frei von Konservierungsmitteln und Zucker.

Saftige Wunder gibt es nicht!

Bevor Sie nun damit beginnen, die wunderbare Saftvielfalt zu entdecken, noch ein Hinweis: Säfte können keine Wunder bewirken und auch keine Krankheiten heilen. Sie sind allerdings gut dafür geeignet, Ihren Körper fit zu machen und Krankheiten besser abzuwehren. Je frischer ein Saft zubereitet ist, desto wirkungsvoller ist er. Vor allem in Bezug auf die Verdauung kann man damit einiges bewirken.

Erwarten Sie also keine Wunder, auch wenn bei den jeweiligen Rezepten die Wirkungsweisen beschrieben sind. Beschwerden lassen sich durch Säfte nur bei langfristiger Anwendung beeinflussen. Dafür können sie aber den Heilungsprozess unterstützen und das Wohlbefinden steigern.

Abkürzungen

µg	=	Mikrogramm
mg	=	Milligramm
g	=	Gramm
ml	=	Milliliter
cm	=	Zentimeter
EL	=	Esslöffel
Msp.	=	Messerspitze

Praktische Maßeinheiten für die Saftherstellung

1 kleines Glas	100 ml
1 normales Glas	150 ml
1 großes Glas	200 ml

Gesunder Genuss aus dem Obstgarten

Lecker und erfrischend sind Säfte aus den Früchten des eigenen Gartens. Natürlich haben nur noch die wenigsten Menschen einen Obstgarten direkt vor der Haustür, aber zumindest bekommt man heimisches Obst sehr frisch zu kaufen. Auch die Möglichkeit, ökologisch angebaute Früchte zu bekommen, ist vielerorts gegeben.

Die Vielfalt der in unseren Breitengraden heimischen Obstsorten ist groß und die Deutschen sind wahre Weltmeister im Safttrinken. An erster Stelle der Beliebtheitsskala steht der Apfelsaft. Für die eigene Herstellung ist die Qualität der Rohstoffe entscheidend. Nur frische, ausgereifte Früchte sind geeignet und liefern eine optimale Saftqualität.

Auf den folgenden Seiten können Sie zwölf Obstsorten genauer kennen lernen und erfahren, welche gesundheitlichen Vorzüge sich mit dem Saftgenuss verbinden. Lecker sind aber nicht nur die Monosäfte, sondern auch die Mixrezepte, die sich aus mehreren Obstsäften zusammensetzen. Zu jeder Frucht gibt es eine kleine Auswahl wohlschmeckender Saftideen für alle Fälle oder einfach nur zum Genießen.

Apfel

Er gilt als König der Früchte und ist schon seit über 2000 Jahren auch für seine heilkräftige Wirkung bekannt. Hierzulande ist der Apfel, als Saft zubereitet, besonders beliebt und steht vor dem Orangensaft an erster Stelle der Verbraucherhitliste. Äpfel gedeihen in unseren Breitengraden besonders gut, sie lassen sich einfach lagern und sind darüber hinaus sehr gesund. Das englische Sprichwort „An apple a day keeps the doctor away" trifft es besonders gut.

Käufliche Safterzeugnisse
Apfelsaft wird als Direktsaft oder als rückverdünntes Konzentrat angeboten.

Eigene Herstellung
Am gesündesten ist frisch gepresster Apfelsaft. Wann immer möglich, sollte man dazu Äpfel aus biologischem Anbau verwenden. Frische Früchte sollten fest, knackig und kräftig gefärbt sein. Lasche Farben weisen darauf hin, dass der Apfel zu früh gepflückt wurde und bei der Lagerung nachgereift ist. Viele Äpfel, die nicht aus ökologischem Anbau stammen, sind mit Chemikalien behandelt und teils – für die Optik – gewachst. So behandeltes Obst sollte vor der Verarbeitung gründlich abgewaschen und sogar geschält werden. Äpfel haben viele Aromen; für die Saftherstellung eignen sich säuerlich schmeckende Sorten am besten.

Wirkungen des Apfelsafts
- regt den Appetit und die Verdauung an
- steigert die Nierentätigkeit und ist deshalb leicht entwässernd
- wirkt leicht abführend
- stärkt die Abwehrkräfte
- fördert die Herztätigkeit
- entgiftet und „verdirbt" den Appetit auf Nikotin

tipp Vor dem Auspressen sollten Sie möglichst die Apfelkerne entfernen, sie enthalten eine geringe Menge des Giftstoffs Cyanid.

Apfelsaftrezepte

Apfel-Erdbeer-Drink

Anwendungsgebiet
Herzstärkung

Zutaten für 2 Gläser
Eiswürfel
200 g Erdbeeren
250 ml Apfelsaft

Zubereitung
Die Eiswürfel werden im Mixer zerkleinert und in die Gläser gefüllt. Die Erdbeeren zunächst pürieren und dann mit dem Apfelsaft mischen. Die Mischung in die Gläser füllen.

Apfel-Mandarinen-Mix

Anwendungsgebiet
Durchfall

Zutaten für 1 Glas
3 ungeschälte Äpfel
(alternativ: 150 ml naturtrüber Apfelsaft)
1 Mandarine
2 cm frische Ingwerwurzel

Zubereitung
Die Früchte getrennt auspressen und den Saft mischen. Dann den Ingwer raspeln und unterrühren. Dreimal täglich ein Glas trinken.

A-K-O-Saft

Anwendungsgebiete
Erschöpfungszustände, zur Stärkung der Abwehrkräfte

Zutaten für 4 Gläser
100 g Kiwis
200 ml Apfelsaft
200 ml Orangensaft

Zubereitung
Die Kiwis werden geschält und püriert. Dann die anderen Säfte in den Mixer geben und alles gut durchmischen.

Inhaltsstoffe auf einen Blick

Wichtige Vitamine	Niacin	0,3 mg
	Vitamin A	7 µg
	Vitamin B_1	0,003 mg
	Vitamin B_2	0,002 mg
	Vitamin C	12 mg
	Vitamin E	0,5 mg
Wichtige Mineralstoffe	Kalium	150 mg
	Kalzium	10 mg
	Magnesium	6 mg
	Phosphor	10 mg
Besondere Wirkstoffe	Hier ist vor allem das Pektin erwähnenswert. Das ist ein Faserstoff, der die Eigenschaft hat, Giftstoffe im Darm zu binden und den Cholesterinspiegel zu senken. Pektin hat auch virushemmende Qualitäten, allerdings ist es nur in frisch gepressten beziehungsweise naturtrüben Säften enthalten. Von den Fruchtsäuren ist die Ellagsäure besonders hervorzuheben. Sie hat „krebshemmende" Eigenschaften.	

Explosive Mischung

Anwendungsgebiet
Verstopfung

Zutaten für 1 Glas
2 entkernte Pflaumen oder Backpflaumen
2 ungeschälte Äpfel
(alternativ: 100 ml naturtrüber Apfelsaft)
1 Birne (alternativ: 50 ml Birnensaft,
aus dem Reformhaus)

Zubereitung
Die getrockneten Backpflaumen müssen zunächst in einem halben Glas Wasser aufgeweicht werden, bevor man sie gemeinsam mit dem Wasser püriert. Am besten legt man die getrockneten Pflaumen schon am Vorabend in lauwarmes Wasser ein. Die Äpfel und die Birnen entsaften und alles zusammen mit dem Pflaumensaft mischen.

Herbstsaft

Anwendungsgebiet
Stärkung der Abwehrkräfte im Herbst

Zutaten für 2 Gläser
200 ml Apfelsaft
50 ml Birnensaft
1 EL Honig
1 Msp. Zimt

Zubereitung
Zuerst die Säfte mischen und dann mit dem Honig sowie mit einer Messerspitze Zimt sorgsam verrühren.

● *Herbstsaft (links)*
● *Drei A (rechts)*

Aprikose

Schon seit über 4000 Jahren ist die Aprikose in China bekannt und als Heilmittel beliebt. Alexander der Große brachte die Frucht nach Griechenland und von dort aus trat sie ihren Siegeszug in unseren Breitengraden an. Vor allem in Österreich sind die Marillen, wie die Aprikosen dort genannt werden, sehr beliebt, hierzulande mag man sie lieber in Marmeladenform. Da sie sehr gesund ist, sollte man sich aber auch für die Saftvariante interessieren.

Käufliche Safterzeugnisse
Aprikosensaft wird überwiegend als Nektar angeboten.

Eigene Herstellung
Frische, reife Aprikosen sollten goldorange gefärbt und leicht weich sein. Ist die

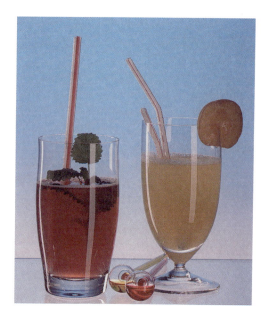

Inhaltsstoffe auf einen Blick

Wichtige Vitamine		
Folsäure	4	µg
Niacin	0,6	mg
Vitamin A	298	µg
Vitamin B1	0,04	mg
Vitamin B2	0,05	mg
Vitamin B6	0,07	mg
Vitamin C	10	mg
Vitamin E	0,5	mg

Wichtige Mineralstoffe		
Eisen	0,6	mg
Kalium	200	mg
Kalzium	20	mg
Magnesium	9	mg
Natrium	1	mg
Phosphor	23	mg

Frucht noch zu hart, ist sie unreif; zu weiche Früchte sind überreif. Beide Varianten sind für die Saftherstellung weniger gut geeignet. Natürlich sind zum Entsaften Aprikosen aus biologischem Anbau zu bevorzugen, ansonsten müssen die Früchte in Wasser eingeweicht und abgewaschen werden. Für das Entsaften schneidet man die Aprikosen auf und entfernt den Kern. Als Monosaft sind Aprikosen weniger geeignet, da sie relativ wenig Wasser enthalten. Dafür eignen sie sich um so besser für leckere Mixrezepte.

Wirkungen des Aprikosensafts
- regt die Darmtätigkeit an
- hilft bei Gicht und Rheuma
- wirkt entwässernd und entschlackend
- hilft bei geistiger und körperlicher Erschöpfung
- trägt zur Blutbildung bei

Aprikosensaftrezepte

Aprikosen-Birnen-Mix

Anwendungsgebiet
Gestresster Magen

Zutaten für 2 Gläser
1/2 Banane
100 ml Aprikosennektar
100 ml Birnensaft

Zubereitung
Zuerst die Banane schälen und das Fruchtfleisch pürieren. Dann die Säfte mischen, das Bananenpüree zugeben und gut unterrühren.

Drei A

Anwendungsgebiete
Bluthochdruck, zur Stärkung des Herzens

Zutaten für 4 Gläser
50 ml Aprikosensaft
200 ml Apfelsaft
250 ml Ananassaft

Zubereitung
Die Säfte gut mischen und täglich genießen.

A-H-A-Saft

Anwendungsgebiete
Erschöpfung, Nervosität

Zutaten für 4 Gläser
250 ml Aprikosennektar
250 g Himbeeren
150 ml Apfelsaft

Zubereitung

Aprikosennektar, pürierte Himbeeren und Apfelsaft sorgfältig miteinander vermischen. Der hohe Vitamin-C-Anteil erfrischt und das Magnesium beruhigt die Nerven.

Abwehrkick

Anwendungsgebiet

Stärkung des Immunsystems

Zutaten für 2 Gläser

4 Aprikosen
(alternativ: 100 ml Aprikosennektar)
1 Mango
1 Orange (alternativ: 50 ml Orangensaft)

Zubereitung

Die Früchte klein schneiden und der Reihe nach entsaften. Die Säfte verrühren und fertig.

Antigrippedrink

Anwendungsgebiete

Erkältung, Grippe

Zutaten für 2 Gläser

2 Arikosen
2 Tomaten
1 Grapefruit
1 Bund Petersilie

Zubereitung

Die Früchte und das Gemüse nacheinander entsaften, dann sorgsam mischen.
Alternativ können durchaus auch gekaufte Säfte verwendet werden, Grapefruit und Petersilie sollten aber stets frisch hinzukommen. Bei drohender Erkältung dreimal täglich einen Viertelliter davon trinken.

Birne

Sie ist ebenfalls schon seit vielen Jahrtausenden bekannt und kam vom Kaukasus in unsere Breitengrade. Heute gibt es sie rund um den Globus und die Birne macht dem Apfel stets Konkurrenz. Das betrifft sowohl die Beliebtheit als auch die gesundheitlich wertvollen Inhaltsstoffe.

Käufliche Safterzeugnisse

Direktsaft, Nektar und Birnensaft aus Konzentrat findet man in den Regalen.

Eigene Herstellung

Selbst gepresster Birnensaft ist besonders wertvoll, weil die Frucht noch mehr Pektin enthält als der Apfel und somit die gleichen gesundheitlichen Vorteile bringt. Beim Kauf der Früchte braucht man Fachkenntnis: Es gibt Sorten, die im Reifestadium gelb, andere braun oder grün sind. Je nach Sorte sollte die Farbe kräftig sein und bei der Fingerdruckprobe muss die Schale leicht nachgeben.

Wirkungen des Birnensafts

- entgiftet und entwässert den Körper
- regt die Verdauung und den Stoffwechsel an
- beruhigt und fördert den gesunden Schlaf
- wirkt herzstärkend

tipp Zum Entsaften sollten die Birnen nicht zu reif sein. Auf alle Fälle sollte man die Früchte aber mit Schale entsaften.

Birne

Inhaltsstoffe auf einen Blick

Wichtige Vitamine		
Niacin	0,2	mg
Vitamin A	5	µg
Vitamin B1	0,03	mg
Vitamin B2	0,05	mg
Vitamin C	6	mg

Wichtige Mineralstoffe		
Eisen	0,3	mg
Kalium	158	mg
Kalzium	14	mg
Magnesium	9	mg
Phosphor	13	mg

Besondere Wirkstoffe	Wie der Apfel so enthält auch die Birne Pektin, den Faserstoff, der die entgiftenden und entwässernden Eigenschaften ausmacht. Bei Fertigprodukten findet man ihn allerdings nur in Säften mit Fruchtfleischanteil. Alternative: Die Früchte mit Schale selbst pressen.

Birnensaftrezepte

Gute-Laune-Saft

Anwendungsgebiete
Erschöpfung, Morgenmüdigkeit

Zutaten für 6 Gläser
150 ml Birnensaft
100 ml Mangosaft
75 ml Apfelsaft
125 g Erdbeeren
500 ml Mineralwasser

Zubereitung
Die Säfte mischen und die Erdbeeren pürieren. Alles zusammen verrühren und in Gläser verteilen. Mit Mineralwasser auffüllen. Eventuell mit einer Erdbeere dekorieren.

Birnen-Milch-Shake

Anwendungsgebiete
Nervosität, Schlaflosigkeit

Zutaten für 4 Gläser
200 ml Birnensaft
200 ml Pfirsichsaft
100 ml Milch

Zubereitung
Die Säfte und die Milch in den Mixer füllen und gut durchmixen. Ein Glas davon vor dem Schlafengehen wirkt Wunder. Natürlich kann man den Drink auch tagsüber genießen.

● *Birnen-Milch-Shake (links)*
● *Bananen-Trauben-Saft (Rezept Seite 49)*

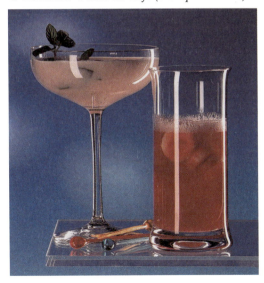

Birne mit Kiwi

Anwendungsgebiet
Gallenbeschwerden

Zutaten für 2 Gläser
1 Kiwi
150 ml Milch
200 ml Birnensaft

Zubereitung
Pürierte Kiwi, Milch und Birnensaft mischen.

Birne-Mango-Saft

Anwendungsgebiet
zur Stärkung des Herzens

Zutaten für 4 Gläser
100 g Erdbeeren
250 ml Birnensaft
100 ml Apfelsaft
100 ml Mangosaft

Zubereitung
Erdbeeren pürieren, mit den Säften mischen.

Guten Appetit

Anwendungsgebiete
Appetitlosigkeit, Verstopfung

Zutaten für 4 Gläser
100 ml Birnensaft
200 ml Grapefruitsaft, am besten frisch gepresst
200 ml Mineralwasser

Zubereitung
Säfte und Mineralwasser mischen.

Brombeeren

Es gibt sie leider viel zu selten und wenn, dann möchte man sie am liebsten gleich frisch verzehren. Vor allem für Naschkatzen sind Beeren eine gute kalorienarme Alternative. Aber auch als Saft sind Brombeeren sehr beliebt und vor allem gesund.

Käufliche Safterzeugnisse
Brombeersaft gibt es als Nektar oder Direktsaft.

Eigene Herstellung
Dafür ist es nur wichtig, möglichst frische und nicht überreife Beeren zu bekommen. Vor dem Pürieren beziehungsweise Entsaften gründlich unter laufendem Wasser abspülen. Zudem müssen die Blätter abgezupft werden.

Wirkungen des Brombeersafts
- entschlackt und entwässert
- hemmt Entzündungen, insbesondere im Mundbereich
- stärkt die Abwehrkräfte

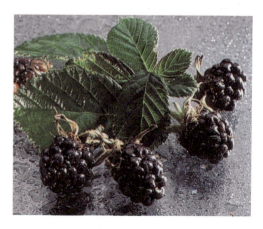

Inhaltsstoffe auf einen Blick

Wichtige Vitamine	Niacin	0,6 mg
	Vitamin A	24 µg
	Vitamin B1	0,05 mg
	Vitamin B2	0,06 mg
	Vitamin C	31 mg
Wichtige Mineralstoffe	Eisen	0,8 mg
	Kalium	260 mg
	Kalzium	45 mg
	Magnesium	29 mg
	Phosphor	30 mg
Besondere Wirkstoffe	Brombeeren enthalten darüber hinaus viele sekundäre Pflanzenwirkstoffe, zum Beispiel Flavonoide und Phenolsäure. Diese machen die einzigartige Wirkkraft aus.	

Brombeersaftrezepte

Brombeerpunsch

Anwendungsgebiet

Steigerung der Abwehrkräfte

Zutaten für 2 Gläser

3 EL Rosinen
150 ml Brombeersaft
100 ml Holundersaft
Glühweingewürz (alternativ: Nelken, Zimt)

Zubereitung

Die Rosinen zerkleinern. Zusammen mit den Säften und dem Glühweingewürz erhitzen.

Lindernder Beerentrunk

Anwendungsgebiet

Zahnfleischentzündungen

Zutaten für 2 Gläser

2 cm Ingwerwurzel
10 Brombeeren
1 saurer Apfel
5 Karotten (alternativ: 100 ml Karottensaft)

Zubereitung

Die Ingwerwurzel fein reiben, Brombeeren pürieren und den Apfel entsaften. Alles zusammen sorgfältig mit dem Karottensaft verrühren und den Saft täglich trinken.

Erdbeeren

Der Frühsommer ist Erdbeerzeit. Die rote, saftige Frucht ist hierzulande sehr beliebt und in vielen Variationen zu haben. Nur als reiner Saft macht kommt die Erdbeere selten vor: wenn, dann gibt es – leider – nur den süßen Sirup. Und in der Tat werden auch Erdbeeren nur selten zu Saft gepresst, man genießt sie lieber frisch püriert.

Käufliche Safterzeugnisse

Erdbeersaft gibt es nicht, im Wesentlichen wird leider nur als Sirup angeboten. Eine Ausnahme bilden unter Umständen Reformhausprodukte.

Eigene Herstellung

Frische Früchte müssen vor dem Pürieren sorgfältig unter fließendem Wasser gewaschen werden. Dann das Grün entfernen und im Mixer pürieren.

Wirkungen des Erdbeersafts

- klärt die Haut, insbesondere bei Akne
- entwässert und entschlackt den Körper
- erhöht die Konzentrationsfähigkei

Erdbeersaftrezepte

Tutti-Frutti-Mix

Anwendungsgebiete
Müdigkeit, Konzentrationsstörungen

Zutaten für 4 Gläser
150 g Erdbeeren
1 Kiwi
1/2 Honigmelone
1 Apfel
1 Orange
500 ml Mineralwasser

Zubereitung
Erdbeeren, Kiwi und Melone werden püriert, Apfel und Orange entsaftet. Das Früchtepotpourri mit Mineralwasser aufgießen.

Erdbeerschlummertrunk

Anwendungsgebiete
Schlaflosigkeit, zur Stärkung der Abwehrkräfte

Zutaten für 2 Gläser
1 Orange
1/2 Ananas
100 g Erdbeeren
1 Banane

Zubereitung
Orange, Ananas und Erdbeeren entsaften und mit der pürierten Banane mischen.

Inhaltsstoffe auf einen Blick

Wichtige Vitamine	Niacin	0,6 mg
	Vitamin A	13 µg
	Vitamin B_1	0,03 mg
	Vitamin B_2	0,06 mg
	Vitamin C	62 mg
	Vitamin E	0,2 mg
Wichtige Mineralstoffe	Eisen	1 mg
	Kalium	156 mg
	Kalzium	24 mg
	Magnesium	16 mg
	Phosphor	24 mg
Besondere Wirkstoffe	Erdbeeren enthalten die krebshemmende Ellagsäure, die auch in Äpfeln zu finden ist. Darüber hinaus sind auch sekundäre Pflanzenwirkstoffe aktiv.	

Rote Variationen

Anwendungsgebiet
Bluthochdruck

Zutaten für 4 Gläser
150 g Erdbeeren
150 g Wassermelone
200 ml Kirschsaft
100 ml Mineralwasser

Zubereitung
Erdbeeren und Melone sorgfältig pürieren und mit dem Kirschsaft mischen. Abschließend das Mineralwasser zugeben und noch einmal kurz umrühren.

Heidelbeeren

tipp 100 Gramm frische Erdbeeren täglich helfen bei schwacher Blase. Die positive Wirkung stellt sich nach einigen Wochen ein.

Beerenstarke Immunpower

Anwendungsgebiet
Steigerung der Abwehrkräfte

Zutaten für 4 Gläser
150 g Erdbeeren
150 g Himbeeren
150 g Brombeeren
100 g Heidelbeeren
250 ml Mineralwasser

Zubereitung
Die Beeren sorgfältig pürieren oder entsaften und mit Mineralwasser gemischt trinken.

Heidelbeeren

Die blauen Beeren wachsen überall auf der Welt und erfreuen sich vor allem in Amerika großer Beliebtheit, beispielsweise in Form der Blueberry-Muffins. Rund um die Blaubeeren ranken sich vielerlei Legenden von sagenhaften Wirkungen. So sollen sie beispielsweise die Fähigkeit fördern, nachts gut zu sehen. Deshalb gab man im Zweiten Weltkrieg den Fliegern auch Blaubeeren als Reiseproviant mit. Jüngste US-amerikanische Studien konnten die positive Wirkung auf die Augen übrigens bestätigen. Wer empfindlich auf grelles Licht reagiert, sollte Blaubeeren essen.

Käufliche Safterzeugnisse
Es gibt Heidelbeerdirektsaft, der auch Muttersaft genannt wird, und nur verdünnt getrunken werden sollte, außerdem Vollfruchtsaft und Nektar.

Eigene Herstellung
Heidelbeeren selbst auszupressen ist schon etwas mühevoll. Die frischen Beeren muss man abzupfen und unter fließendem Wasser waschen. Für die Saftgewinnung eignen sich besser die großen Blaubeeren, anstatt der oft angebotenen kleinen Variante.

Wirkungen des Heidelbeersafts
- hilft bei Sehstörungen und schützt vor grauem Star
- hilft bei Durchfallerkrankungen und bei Blasenentzündungen
- schützt vor Arterienverkalkung und beugt somit dem Herzinfarkt und dem Schlaganfall vor
- wirkt blutbildend
- hilft bei Magen-Darm-Geschwüren und Krampfadern

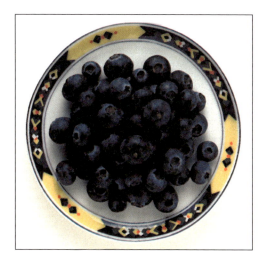

Inhaltsstoffe auf einen Blick

Wichtige Vitamine	Niacin	0,4 mg
	Vitamin A	26 µg
	Vitamin B1	0,02 mg
	Vitamin B2	0,02 mg
	Vitamin C	22 mg
Wichtige Mineralstoffe	Eisen	0,9 mg
	Kalium	70 mg
	Kalzium	13 mg
	Magnesium	2 mg
	Phosphor	11 mg
Besondere Wirkstoffe	Flavonoide und Pektin machen Blaubeeren sehr wirkungsvoll. Der hohe Gerbstoffanteil bedingt die gute Wirkung bei Durchfallerkrankungen. Außerdem enthalten sie auch das Spurenelement Mangan.	

tipp Bei Durchfallerkrankungen und Blasenentzündungen verwendet man am besten Vollfruchterzeugnisse mit einem hohen Fruchtfleischanteil. Heidelbeersaft ist medizinisch hoch wirksam und wird deshalb pur genossen.

Blueberry-Mix

Anwendungsgebiete
Schwere Beine, Venenprobleme

Zutaten für 2 Gläser
100 g Heidelbeeren
(alternativ: 100 ml Heidelbeersaft)
1 Papaya
1 Ananas

Zubereitung
Die Früchte einzeln entsaften und die Säfte gut mischen. Dreimal täglich ein Glas von dem Mixgetränk trinken.

Heidelbeersaftrezepte

Beerenduett

Anwendungsgebiet
Vorbeugung von Osteoporose

Zutaten für 2 Gläser
200 g Heidelbeeren
100 g Erdbeeren
40 Weintrauben

Zubereitung
Die Früchte entsaften und täglich dreimal ein Glas davon trinken.

Beerentrio

Anwendungsgebiet
Vorbeugung von Blasenentzündungen

Zutaten für 1 Glas
50 g Heidelbeeren
50 g Erdbeeren
50 g Brombeeren
1 Birne

Zubereitung
Die Beeren und die Birne entsaften und die Säfte gut vermischen. Regelmäßig ein Glas davon trinken.

Kirsche

Schon in der Steinzeit liebte man es, Kirschen zu essen, und auch im alten Rom war die Frucht sehr beliebt. Im Wesentlichen unterscheidet man heute Sauer- und Süßkirschen. Davon gibt es viele hundert verschiedene Sorten, die rund um den Globus angebaut werden und gut gedeihen. Außerdem Geschmack unterscheiden sich süße und saure Kirschen auch etwas in den einzelnen Inhaltsstoffen, wobei süße gesünder sind als saure.

Käufliche Safterzeugnisse

Als Fertigprodukte werden überwiegend Sauerkirschsäfte angeboten, und zwar als Nektar oder Direktsaft.

Eigene Herstellung

Reife Kirschen haben eine kräftige Farbe und eine glatte Schale. Die Stängel sind noch frisch. Die Früchte sollten fest sein; nässen sie bereits, gelten sie als überreif. Vor dem Entsaften müssen die Kirschen gut unter laufendem Wasser abgespült und dann entsteint werden. Das ist zwar mühsam, aber es lohnt sich.

Wirkungen des Kirschsafts

- entwässert und entschlackt den Körper
- sorgt für reine Haut und hilft außerdem auch gegen Akne
- fördert die Blutbildung

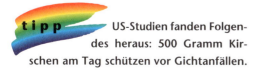

tipp US-Studien fanden Folgendes heraus: 500 Gramm Kirschen am Tag schützen vor Gichtanfällen.

Kirschsaftrezepte

Kirschsaftpower

Anwendungsgebiete
Stärkung des Immunsystems, zur Unterstützung der Blutbildung

Zutaten für 4 Gläser
500 ml Kirschsaft
100 ml Kokosnussmilch
1/2 Banane

Zubereitung
Die Kokosnussmilch und den Kirschsaft mixen, die Banane pürieren. Alle Zutaten gut verrühren.

Inhaltsstoffe auf einen Blick

Wichtige Vitamine	Folsäure	6 µg
	Niacin	0,5 mg
	Vitamin A	14 µg
	Vitamin B$_1$	0,06 mg
	Vitamin B$_2$	0,06 mg
	Vitamin C	15 mg
	Vitamin E	0,1 mg
Wichtige Mineralstoffe	Eisen	0,6 mg
	Kalium	210 mg
	Kalzium	20 mg
	Magnesium	15 mg
	Phosphor	20 mg
Besondere Wirkstoffe	Die Flavonoide, die für den roten Farbstoff der Kirschen verantwortlich sind, schützen vor Gichtanfällen.	

Kirschen-Pfirsich-Drink

Anwendungsgebiet
Reinigung der Haut

Zutaten für 4 Gläser
300 ml Kirschsaft
300 ml Pfirsichsaft
Eis, zerstoßen, nach Belieben

Zubereitung
Säfte mixen und mit dem Eis anrichten.

Schönheitstrunk

Anwendungsgebiete
Akne, unreine Haut

Zutaten für 4 Gläser
200 ml Kirschsaft
150 ml Birnensaft
150 ml Buttermilch

Zubereitung
Säfte mischen und mit Buttermilch verfeinern.

Prickelndes Kirschvergnügen

Anwendungsgebiete
Gelenkentzündungen (Arthritis), Gicht

Zutaten für 2 Gläser
150 g Kirschen (alternativ: 150 ml Kirschsaft)
1 Apfel (alternativ: 50 ml Apfelsaft)
100 ml Mineralwasser

Zubereitung
Die Kirschen und den Apfel entsaften, dann die Säfte mischen. In zwei Gläser füllen und mit Mineralwasser aufgießen.

Pfirsich

Pfirsiche und Nektarinen gehören zur gleichen Pflanzenfamilie. Allein an der Struktur der Haut kann man sie leicht unterscheiden: Pfirsiche sind pelzig weich, Nektarinen glatt und fest. Man streitet noch darüber, ob diese edle Frucht ursprünglich aus China oder aus Persien stammt, aber den Pfirsichfans ist das gleichgültig. Für sie zählen andere Fakten: Das süße Obst ist kalorienarm und deshalb genau richtig für unbeschwerten Genuss.

Käufliche Safterzeugnisse
Der Saft wird als Nektar, Direktsaft oder rückverdünntes Konzentrat angeboten.

Eigene Herstellung
Gerade im Sommer, wenn die Früchte Saison haben, lohnt sich das immer. Frische Früchte sind fest und reifen gut zu Hause bei Zimmertemperatur nach. Beschädigte oder zu weiche Pfirsiche sollte man nicht kaufen. Für das Entsaften werden sie entsteint, aber nicht geschält. Man wäscht sie lediglich unter Wasser sorgfältig ab. Verwendet man Nektarinen, sollte die Schale entfernt werden.

Wirkungen des Pfirsichsafts
- regt die Verdauung an (auch für magenempfindliche Menschen geeignet)
- entwässert und entschlackt den Körper

tipp Pfirsichsaft ist dick, am besten genießt man ihn als Mixgetränk, zum Beispiel mit Apfelsaft.

Pfirsichsaftrezepte

Kaliumkick

Anwendungsgebiete
Durchfall, Schlafstörungen

Zutaten für 2 Gläser
1 Pfirsich
1 Orange
1/2 Papaya
1 Banane

Zubereitung
Entsaften Sie die Früchte in der oben angegebenen Reihenfolge. Zum Schluss wird die Banane püriert und untergemischt.

Pfirsichdrink

Anwendungsgebiete
Unreine Haut, zur Eindämmung von Juckreiz bei Neurodermitis

Zutaten für 2 Gläser
3 Pfirsiche
2 Äpfel
2 Karotten
1 cm Ingwerwurzel, gerieben

Zubereitung
Die Früchte entsaften und mit dem geriebenen Ingwer vermischen. Regelmäßig jeden Tag über mehrere Wochen hinweg trinken.

Pfirsich-Mandel-Trunk

Anwendungsgebiet
Stärkung des Immunsystems

Inhaltsstoffe auf einen Blick

Wichtige Vitamine	Niacin	0,9 mg
	Vitamin A	73 µg
	Vitamin B_1	0,03 mg
	Vitamin B_2	0,04 mg
	Vitamin C	10 mg
	Vitamin E	0,6 mg
Wichtige Mineralstoffe	Eisen	0,5 mg
	Kalium	204 mg
	Kalzium	8 mg
	Magnesium	9 mg
	Phosphor	21 mg

Zutaten für 4 Gläser
1 Banane
200 ml Pfirsichsaft
200 ml Milch
20 g Mandeln, gemahlen

Zubereitung
Die Banane pürieren, mit Pfirsichsaft und Milch mischen. Mandeln zugeben und durchmixen.

Pfirsich-Melonen-Drink

Anwendungsgebiet
Unreine Haut

Zutaten für 2 Gläser
1 Kiwi
1/2 Honigmelone
250 ml Pfirsichsaft

Zubereitung
Die Kiwi pürieren und die Melone entsaften, beides mit dem Pfirsichsaft gut vermischen.

Pflaume

Alexander der Große brachte einige Pflaumenbäumchen aus Persien nach Griechenland und von dort trat die Frucht ihren Siegeszug durch Europa an. Heute gilt sie als typisch deutsche Frucht und der Pflaumenkuchen im Herbst ist eine leckere Spezialität. Alternativ zu den frischen Früchten werden Pflaumen auch als Backpflaumen getrocknet angeboten. Sie gelten als natürliche Abführhilfe Nummer eins.

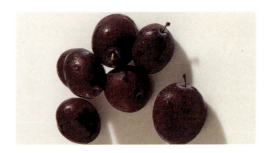

Käufliche Safterzeugnisse
Pflaumensaft wird als Nektar oder Direktsaft angeboten.

Eigene Herstellung
Pflaumen gibt es in großer Auswahl. Die verschiedenen Sorten unterscheiden sich in Größe (von Kirsch- bis Mandarinengröße) und in der Farbe (es gibt gelbe, grüne, blaue und lila Zwetschgen). Reife Früchte haben eine straffe Schale und lassen sich bei der Daumenprobe leicht eindrücken. Zum Entsaften sind überreife, weiche Früchte weniger geeignet. Vor dem Entsaften gründlich abwaschen und entsteinen. Möchten Sie Backpflaumen verwenden, so müssen diese zuvor 24 Stunden in Wasser eingelegt werden. Man rechnet 100 Milliliter Wasser auf zwei Backpflaumen. Für Mixgetränke mit Backpflaumen werden sowohl die Früchte als auch das Wasser verwendet.

Wirkungen des Pflaumensafts
- beschleunigt merklich die Darmtätigkeit und wirkt damit abführend
- regt den Appetit an

Pflaumensaftrezept

Drei-P-Trunk

Anwendungsgebiet
Verdauungsförderung

Zutaten für 2 Gläser
100 g Pflaumen
100 g Petersilie
2 Papayas
1/2 Honigmelone

Zubereitung
Die Zutaten der Reihe nach entsaften und mischen. Vor jeder Mahlzeit ein Glas trinken.

Inhaltsstoffe auf einen Blick

Wichtige Vitamine	Niacin	0,33 mg
	Vitamin A	25 µg
	Vitamin B1	0,03 mg
	Vitamin B2	0,07 mg
	Vitamin C	7 mg
Wichtige Mineralstoffe	Kalium	120 mg
	Kalzium	3 mg
	Magnesium	5 mg
	Phosphor	7 mg

Preiselbeeren

Es gibt sie eigentlich überall auf der Welt, richtig kultiviert wurde diese Pflanze allerdings in Amerika. Dort gehören Preiselbeeren zu den traditionsreichen Früchten und wird vorwiegend am Erntedankfest und an Weihnachten gereicht. Hierzulande schätzt man seit alters her die große Heilkraft der Preiselbeeren bei Blasenentzündung und Durchfall. In diesem Fall wird der Saft pur genossen. Er schmeckt so auch eher wie Medizin, nämlich ziemlich bitter.

Käufliche Safterzeugnisse
Preiselbeersaft gibt es als Muttersaft und als Vollfruchtprodukt.

Eigene Herstellung
Sie lohnt sich hierzulande eigentlich nicht, denn nur selten gibt es in Europa so richtig schöne, saftige Preiselbeeren zu kaufen. Wenn doch, dann sollten die Früchte rot und prall aussehen. Eine dumpfe Farbe und weiche Konsistenz sprechen für überreife Beeren.

Wirkungen des Preiselbeersafts
- regt die Nierentätigkeit an und entwässert den Organismus
- hilft gegen Blasenschwäche und -entzündungen
- hilft bei Durchfall
- wirkt antibakteriell

tipp Preiselbeersaft ist in purer Form zu bitter, zumeist wird er deshalb mit anderen Säften gemischt.

Inhaltsstoffe auf einen Blick

Wichtige Vitamine	Niacin	0,1 mg
	Vitamin A	3 µg
	Vitamin B_1	0,02 mg
	Vitamin B_2	0,03 mg
	Vitamin C	12 mg
Wichtige Mineralstoffe	Eisen	0,5 mg
	Kalium	80 mg
	Kalzium	14 mg
	Magnesium	6 mg
	Phosphor	10 mg
Besondere Wirkstoffe	Die Fruchtsäuren der Preiselbeeren wirken antibakteriell, die Gerbstoffe sind für die zusammenziehende Wirkung verantwortlich. Das macht aus den Preiselbeeren das ideale Heilmittel gegen Blasenentzündung und Durchfall.	

Preiselbeersaftrezepte

P-A-K-Saft

Anwendungsgebiet
Blasenentzündung

Zutaten für 3 Gläser
200 g Preiselbeeren (100 ml Preiselbeersaft)
3 Äpfel und 5 Karotten

Zubereitung
Die Früchte entsaften und sorgfältig mischen. Dreimal täglich vor den Mahlzeiten trinken.

Preiselbeer-Brombeer-Mix

Anwendungsgebiete
Müdigkeit und Erschöpfung

Zutaten für 3 Gläser
75 ml Preiselbeersaft
150 ml Brombeersaft
150 ml Mineralwasser
Vanillezucker

Zubereitung
Die Säfte gründlich mischen und mit Mineralwasser im Glas aufgießen. Etwas Vanillezucker darüber streuen.

Variante
Anstelle von Brombeersaft kann auch Schwarzer-Johannisbeer-Saft verwendet werden. Zur stilvollen Dekoration kann man die Gläserränder befeuchten und in Puderzucker tauchen.

Preiselbeeren-Trauben-Saft

Anwendungsgebiet
Blasenentzündung

Zutaten für 2 Gläser
75 ml Preiselbeersaft
1/2 Zitrone
10 Weintrauben
2 Äpfel

Zubereitung
Zum Preiselbeersaft geben Sie den Saft einer halben Zitrone. Dann die Weintrauben und die Äpfel entsaften und alles sorgfältig miteinander vermischen. Zweimal täglich ein Glas davon trinken.

Schwarze Johannisbeeren

Die Franzosen lieben die kleinen Beeren und machen daraus einen Likör, den aromatischen Cassis. Aber auch schon bei unseren Großmüttern waren Schwarze Johannisbeeren geschätzt – und zwar als Heilmittel. Der Saft ist geradezu universell einsetzbar, wenn auch die eigene Herstellung etwas mühsam erscheint.

Käufliche Safterzeugnisse
Der Johannisbeersaft wird als Nektar angeboten.

Eigene Herstellung
Johannisbeeren kann man mit Stumpf und Stiel entsaften. Es wäre natürlich besser, beides vorab zu entfernen, aber das kostet sehr viel Zeit. Es gibt rote und Schwarze Johannisbeeren. Vor allem die schwarzen stecken voller heilsamer Inhaltsstoffe.

Wirkungen des Johannisbeersafts
- hilft wirksam gegen Durchfall und schützt vor Magen-Darm-Infektionen
- senkt Fieber
- hilft gegen Heiserkeit
- stärkt das Immunsystem und schützt vor Erkältungen
- wirkt antibakteriell und antiviral

tipp Einen durchwegs erfrischenden Genuss bieten auch die Roten Johannisbeeren. Zu kaufen gibt es bei uns allerdings nur Schwarzen-Johannisbeer-Saft.

Johannisbeersaftrezepte

Johannisbeeren-Papaya-Saft

Anwendungsgebiete
Nierenschwäche, Blasenentzündung

Zutaten für 3 Gläser
100 g Schwarze Johannisbeeren
1 Papaya
1 Honigmelone
1 Zitrone

Zubereitung
Die Früchte nacheinander auspressen und diese Menge täglich trinken.

Apfel-Johannisbeeren-Saft

Anwendungsgebiet
Altersbeschwerden

Zutaten für 2 Gläser
100 g Schwarze Johannisbeeren
3 Äpfel

Zubereitung
Die Früchte auspressen und die Säfte mischen.

Sauerdrink

Anwendungsgebiet
Stärkung der Immunabwehr

Zutaten für 4 Gläser
150 ml Schwarze-Johannisbeeren-Saft
100 ml Grapefruitsaft
$1/2$ Zitrone
Mineralwasser und Vanillezucker

Zubereitung
Die Säfte mischen und mit dem Saft der halben Zitrone verrühren. In vier Gläser füllen und mit Mineralwasser aufgießen. Mit Vanillezucker bestreuen.

Johannisbeeren-Karotten-Saft

Anwendungsgebiet
Bakterielle Infektionen

Zutaten für 3 Gläser
200 g Schwarze Johannisbeeren
3 Äpfel
4 Karotten

Zubereitung
Die Früchte und die Karotten entsaften. Täglich mindestens dreimal ein Glas davon trinken. Das stärkt auch die Abwehrkräfte.

Inhaltsstoffe auf einen Blick

Wichtige Vitamine	Niacin	0,13 mg
	Vitamin A	0,01 mg
	Vitamin C	33 mg
	Vitamin E	1 mg
Wichtige Mineralstoffe	Kalium	121 mg
	Kalzium	25 mg
	Phosphor	63 mg
Besondere Wirkstoffe	Die Schwarzen Johannisbeeren enthalten wirksame Flavonoide und Fruchtsäuren, die ihre antibakterielle Wirkung ausmachen; zudem auch noch Phenolsäuren und Anthocyane.	

Weintrauben

Trauben gehören zu den ältesten Kulturpflanzen und wurden bereits im alten Ägypten angebaut. Seit alters her verstand man sich auch schon darauf, aus dem edlen Traubensaft Wein zu keltern. Aber hier soll es natürlich nur um die nicht-alkoholische Fruchtvariante gehen. Bemerkenswert ist bei Trauben der Traubenzucker (Glukose), der direkt ins Blut geht und ein einzigartiger Energielieferant ist. Darüber hinaus bringt Traubensaft natürlich noch andere gesundheitliche Vorteile.

Käufliche Safterzeugnisse

Traubensaft wird als Direktsaft und Nektar angeboten.

Eigene Herstellung

Es gibt rote und weiße Weintrauben. Gesundheitlich wirkungsvoller sind die roten. Früchte, die zum Auspressen verwendet werden, sollten eine kräftige Farbe haben und gut am Stiel haften. Zu weiche und leicht angeschrumpelte Früchte sind zu reif. Weiße, oder besser gesagt grüne, Trauben sind süßer als rote. Vor dem Entsaften sollten sie gründlich abgespült und von den Stielen gezupft werden.

Wirkungen des Traubensafts

- hilft bei Erschöpfung und Konzentrationsstörungen
- regt die Verdauung an und wirkt so mild abführend
- schützt vor Venenleiden und hilft bei Krampfadern
- beugt Arteriosklerose vor

Inhaltsstoffe auf einen Blick

Wichtige Vitamine	Vitamin A	5 µg
	Vitamin B1	0,05 mg
	Vitamin B2	0,03 mg
	Vitamin C	4 mg
Wichtige Mineralstoffe	Eisen	0,5 mg
	Kalium	180 mg
	Kalzium	16 mg
	Magnesium	9 mg
	Phosphor	20 mg
Besondere Wirkstoffe	Die Glukose als natürlicher Energielieferant ist unschlagbar. Auch der Eisenanteil in Verbindung mit dem Vitamin C ist besonders segensreich.	

Traubensaftrezepte

Traubenkraft

Anwendungsgebiet
Stärkung der Abwehrkräfte

Zutaten für 4 Gläser
300 ml Traubensaft
200 ml Orangensaft

Zubereitung
Die Säfte gründlich mischen und jeweils zum Frühstück ein Glas davon trinken.

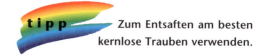

tipp Zum Entsaften am besten kernlose Trauben verwenden.

Traubensaft rot-weiß

Anwendungsgebiete
Stärkung der Abwehrkräfte, Konzentrationsstörungen, Erschöpfung

Zutaten für 4 Gläser
250 ml roter Traubensaft
250 ml weißer Traubensaft
50 ml Zitronensaft
Eis nach Belieben

Zubereitung
Die Fruchtsäfte sorgfältig mischen und in Gläsern mit zerstoßenem Eis servieren.

Trauben-Grapefruit-Mix

Anwendungsgebiete
Bluthochdruck, zur Stärkung der Herzkraft

Zutaten für 4 Gläser
150 ml roter Traubensaft
150 ml weißer Traubensaft
75 ml Grapefruitsaft

Zubereitung
Die Säfte im Mixer gut durchmischen.

Rheingau-Mix

Anwendungsgebieet
Entschlackung und Verdauungsförderung

Zutaten für 2 Gläser
200 ml Traubensaft (weiß oder rot)
100 ml Apfelsaft

Zubereitung
Die Säfte mischen und bei Verdauungsbeschwerden dreimal täglich trinken.

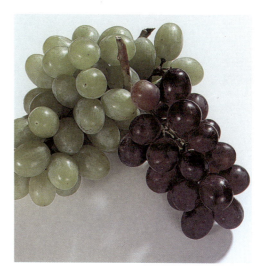

Exotische Früchte –
ohne geht es nicht

Exotische Früchte – ohne geht es nicht

Fremd ist uns das Obst aus exotischen Ländern schon lange nicht mehr. Zitronen, Orangen und auch Bananen gehören seit Jahren zum Standardrepertoire in den Obstkörben. Darüber hinaus sind Ananas, Grapefruit und Kiwi sozusagen „eingebürgert" – als Saft sind diese jedoch eher selten. Allerdings rangiert der Orangensaft an Platz zwei der Beliebtheitsskala unter den Fruchtsäften.

Die Globalisierung hat dazu geführt, dass wir rund ums Jahr Obst aus der ganzen Welt bekommen. Das ist einerseits gut, weil sich die Vielfalt dadurch erhöht, und andererseits bedenklich, weil durch die langen Transportwege, die Früchte oft noch unreif auf die Reise geschickt werden müssen. Weil aber für die eigene Safterstellung hochwertige Rohstoffe gebraucht werden, tut ein bisschen Warenkunde dringend Not. Aber man sollte als Genießer trotzdem nicht auf die geschmackliche Vielfalt und die gesundheitlichen Vorteile, die die Exoten zu bieten haben, verzichten.

Auf ökologisch verträglichen Anbau in fernen Kontinenten kann man sich allerdings nicht verlassen. Von unbehandelten Orangen und Zitronen einmal abgesehen, sollten Sie auf ungeschälte Früchte aus fernen Ländern lieber verzichten. Dafür eignet sich das fremde Obst hervorragend für vielseitige gesunde Mixgetränke.

Acerolakirsche

Die meisten Safttrinker kennen ihren Namen, aber die Frucht kennen sie nicht. Diese Kirschsorte kommt von den Antillen und sie gilt als die Frucht mit dem höchsten Vitamin-C-Gehalt überhaupt. Und in der Tat gibt es kein Obst, das an sie heranreicht. Deshalb findet man sie besonders häufig als Zugabe in Apfelsaft oder Multivitamingetränken.

Käufliche Safterzeugnisse

Die Acerolakirsche ist in vielen Säften als Zusatz vorhanden, es gibt sie aber auch als Direktsaft.

Eigene Herstellung

Das lohnt sich nicht, denn frische Früchte gibt es hierzulande so gut wie nicht.

Wirkungen des Acerolakirschsafts

- steigert die Abwehrkräfte
- regt den Stoffwechsel an
- kräftigt das Bindegewebe, die Haut und die Knochen

Inhaltsstoffe auf einen Blick

Wichtige Vitamine	Niacin	0,23 mg
	Vitamin A	0,02 mg
	Vitamin B$_1$	0,01 mg
	Vitamin B$_2$	0,03 mg
	Vitamin C	667 mg
Wichtige Mineralstoffe	Eisen	0,3 mg
	Kalium	68 mg
	Kalzium	17 mg
	Magnesium	17 mg
	Phosphor	62 mg

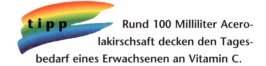

tipp Rund 100 Milliliter Acerolakirschsaft decken den Tagesbedarf eines Erwachsenen an Vitamin C.

Acerolakirschsaftrezepte

Powerdrink

Anwendungsgebiete
Erschöpfungszustände, zur Stärkung der Abwehrkräfte – vor allem im Winter, bei beginnender Erkältung.

Zutaten für 1 Glas
30 ml Acerolakirschsaft
50 ml Grapefruitsaft
15 ml Orangensaft
Vanillezucker

Zubereitung
Die Fruchtsäfte vermischen und mit etwas Vanillezucker bestreuen.

Fit-durch-den-Winter-Drink

Anwendungsgebiet
zur Stärkung des Immunsystems

Zutaten für 2 Gläser
100 g Stachelbeeren
10 ml Acerolakirschsaft
50 ml Apfelsaft
100 ml Karottensaft

Zubereitung
Die Stachelbeeren entsaften und mit den übrigen Säften gut mischen. Jeden Tag ein Glas davon trinken.

● *links: Early Bird (Seite 57)*
● *Mitte: Powerdrink (diese Seite)*
● *rechts: Abwehrkick (Seite 26)*

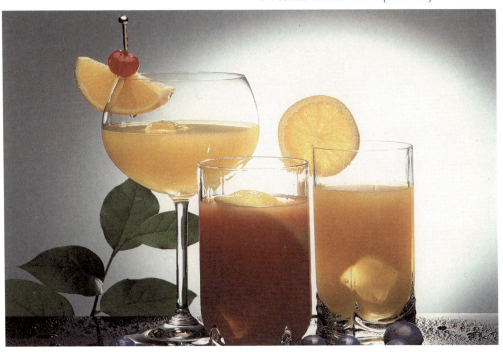

Kopfschmerz-Saft

Anwendungsgebiete

Kopfschmerzen, Migräne

Zutaten für 2 Gläser

1 Orange
1 Grapefruit
10 ml Acerolakirschsaft
100 ml Apfelsaft
1 cm Ingwerwurzel

Zubereitung

Die Früchte auspressen und mit den Säften mischen. Dann den geriebenen Ingwer unterrühren. Dreimal täglich ein Glas trinken.

Ananas

Die stachelige Königin der Früchte kommt ursprünglich aus Südamerika und wird heute in den meisten tropischen Ländern angebaut. Ihren legendären Ruf als heilende Frucht verdankt sie dem Bromelain, einem eiweißspaltenden Enzym, das für eine gute Verdauung sorgt. Dass die Ananas aber noch viel mehr kann, wissen nur wenige.

Käufliche Safterzeugnisse

Ananassaft wird als Direktsaft und als Nektar angeboten.

Eigene Herstellung

Die Frucht ist rund um das Jahr in den Regalen zu finden, sodass sich die eigene Saftherstellung lohnt. Probleme können die harte Schale und das faserige Fruchtfleisch bereiten. Man braucht einen guten Entsafter, um einen wirklich gehaltvollen Ananassaft zu produzieren. Gesundheitlich wertvoll ist er dann, wenn man die Schale zum Entsaften belässt. Reife Ananas erkennt man an einer eher gelben Farbe. Es dürfen an der Schale keine Spuren von Schimmel oder matschige Stellen zu finden sein. Vor dem Entsaften schneidet man die Spitze ab und die Frucht, nach dem gründlichen Abwaschen, in kleine Stücke. Man kann sie natürlich auch geschält entsaften.

Inhaltsstoffe auf einen Blick

Wichtige Vitamine	Niacin	0,2 mg
	Vitamin A	10 µg
	Vitamin B1	0,08 mg
	Vitamin B2	0,03 mg
	Vitamin C	20 mg
Wichtige Mineralstoffe	Eisen	0,5 mg
	Kalium	170 mg
	Kalzium	16 mg
	Magnesium	20 mg
	Phosphor	10 mg
Besondere Wirkstoffe	Das Bromelain, ein eiweißspaltendes Enzym, ist einzigartig und macht die verdauungsfördernde Wirkung der Ananas aus. Es ist für die meisten Heileffekte der Frucht verantwortlich.	

Wirkungen des Ananassafts

- stärkt die Abwehrkräfte
- beruhigt den Magen
- fördert die Verdauung
- wirkt harntreibend und entschlackend
- hilft bei Angina und Arthritis

Ananassaftrezepte

Ananas-Apfel-Saft

Anwendungsgebiete

Durchblutungsförderung, Vorbeugung von Akne

Zutaten für 3 Gläser

1 Ananas
2 Äpfel
1/2 Gurke

Zubereitung

Die Früchte und die Gurke nacheinander entsaften. Alles sorgfältig vermischen und dreimal täglich ein Glas davon in kleinen Schlucken trinken.

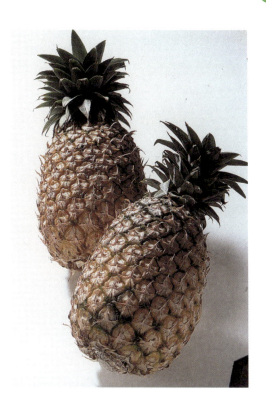

Anginasaft

Anwendungsgebiete

Angina, Halsschmerzen, zur Stärkung der Abwehrkräfte

Zutaten für 3 Gläser

100 ml Ananassaft
100 ml Papayasaft
100 ml Mangosaft

Zubereitung

Die Säfte mischen und vor jeder Mahlzeit ein Glas davon trinken.

Variation

Natürlich schmeckt dieser Drink auch, wenn man keine Halsschmerzen hat. Erfrischend wirkt er, wenn man ihn mit zerstoßenem Eis serviert.

Ananas-Zitronen-Trunk

Anwendungsgebiet

zur Senkung des Cholesterinspiegels

Zutaten für 3 Gläser

1/2 Ananas
1 Zitrone
1 Grapefruit
7 Erdbeeren
1 cm Ingwerwurzel

Zubereitung

Ananas, Zitrone sowie Grapefruit entsaften und die Erdbeeren pürieren. Die Zutaten gut mischen und mit dem geriebenen Ingwer verrühren. Dreimal täglich 250 Milliliter davon trinken.

Ananas-Trauben-Saft

Anwendungsgebiete

Muskelkrämpfe, Venenprobleme

Zutaten für 3 Gläser

1 Ananas
50 ml Traubensaft
100 ml Apfelsaft

Zubereitung

Ananas entsaften und mit den Säften mischen. Dreimal täglich ein großes Glas davon trinken.

Ananas-Ingwer-Trunk

Anwendungsgebiete

Zahnbeschwerden, Zahnfleischbluten

Zutaten für 3 Gläser

1 Ananas
3 cm Ingwerwurzel
100 ml Apfelsaft

Zubereitung

Die Ananas entsaften, den Ingwer reiben und beides mit dem Apfelsaft vermischen.

Ananas-Grapefruit-Drink

Anwendungsgebiet

zur Anregung der Verdauung

Zutaten für 3 Gläser

300 ml Ananassaft
200 ml Grapefruitsaft

Zubereitung

Die Säfte mischen und dreimal täglich ein Glas davon trinken.

Banane

Sie ist ein Klassiker unter den Exoten und für alle – vom Baby bis zum Rentner – gut geeignet. Die Frucht des Staudengewächses kommt wahrscheinlich aus Asien, wird aber heutzutage in allen tropischen Ländern der Welt angebaut. Es gibt auch unterschiedliche Bananensorten, aber hierzulande zählt eigentlich nur die ansprechend gelbe Form.

Kaum eine Frucht hat so viele Mineralstoffe und Vitamine zu bieten wie die Banane, und entsprechend vielfältig sind ihre Einsatzgebiete. Wer vor Prüfungen ein flaues Gefühl in der Magengegend hat, sollte getrost zur Banane greifen.

Käufliche Safterzeugnisse

Bananensaft wird als Nektar angeboten.

Eigene Herstellung

Entsaften kann man Bananen nicht, sondern nur pürieren. Da die Früchte zumeist unreif geerntet werden, sollte man bei Kauf darauf achten, dass sie nicht mehr grün sind. Auch braune, überreife Bananen sollte man nicht mehr verwenden. Da die Schale ohnehin entfernt wird, ist die Verwendung ganz einfach.

Wirkungen des Bananensafts

- hilft bei der Ausheilung von Magengeschwüren
- stärkt die körperliche und geistige Leistungsfähigkeit
- hilft bei Blähungen, Durchfall, Bauchschmerzen und Magenkrämpfen
- senkt den Cholesterinspiegel

Inhaltsstoffe auf einen Blick

Wichtige Vitamine	Folsäure	16 µg
	Niacin	0,07 mg
	Vitamin A	40 µg
	Vitamin B1	0,05 mg
	Vitamin B2	0,06 mg
	Vitamin B6	0,4 mg
	Vitamin C	11 mg
	Vitamin E	0,5 mg
Wichtige Mineralstoffe	Eisen	0,7 mg
	Fluor	0,02 mg
	Kalium	400 mg
	Kalzium	7 mg
	Magnesium	36 mg
	Natrium	1 mg
	Phosphor	27 mg

Bananensaftrezepte

Cool-down-Drink

Anwendungsgebiet
Bluthochdruck

Zutaten für 2 Gläser
2 Bananen
2 Kiwis
3 Erdbeeren
1/2 Honigmelone

Zubereitung
Alle Früchte der Reihe nach pürieren, dann kräftig vermischen und den dickflüssigen Saft trinken. Wer diese Konsistenz nicht schätzt, kann den Saft mit Mineralwasser verdünnen.

Bananen-Apfel-Mix

Anwendungsgebiet
Durchfall

Zutaten für 1 Glas
1 Banane
1 Apfel
1 Kakifrucht

Zubereitung
Die Früchte pürieren und den dickflüssigen Saft verteilt in kleinen Portionen trinken.

Bananen-Trauben-Saft

Anwendungsgebiete
Konzentrationsstörungen, Erschöpfung

Zutaten für 4 Gläser
250 ml Traubensaft
150 ml Bananensaft
100 ml Orangensaft

Zubereitung
Die Säfte mischen und morgens trinken.

Bananen-Ananas-Saft

Anwendungsgebiet
Erschöpfung

Zutaten für 4 Gläser
250 ml Ananassaft
2 Bananen
250 ml Mineralwasser

Zubereitung
Den Saft mit den Bananen in den Mixer geben und pürieren, mit Mineralwasser aufgießen.

Grapefruit

Von Barbados kam sie nach Florida und wird heute überwiegend an der amerikanischen Ostküste angebaut. Frische Grapefruits haben wenig Kalorien und dafür viel Vitamin C. Das herbe Aroma der Pampelmusen ist nicht jedermanns Geschmack, dafür sind die enthaltenen Enzyme unglaublich gesund. Man behauptet sogar, sie hätten eine krebshemmende Wirkung. Es gibt auch Grapefruits mit rosa gefärbtem Fruchtfleisch. Diese Züchtung ist nicht so herb im Geschmack.

Käufliche Safterzeugnisse
Grapefruitsaft wird als rückverdünntes Konzentrat und als Direktsaft angeboten.

Eigene Herstellung
Grapefruits gibt es eigentlich immer und deshalb ist die Saftherstellung auch leicht möglich. Frische, reife Früchte sind fest, aber elastisch. Sind die Grapefruits zu weich oder haben sie grüne Flecken, sollte man sie nicht verwenden. Die Schale der Grapefruit wird nicht verwendet, sondern nur das Fruchtfleisch ausgelöffelt beziehungsweise entsaftet.

Wirkungen des Grapefruitsafts
- senkt den Cholesterinspiegel
- schützt das Herz
- regt den Stoffwechsel und die Verdauung an
- steigert die Immunabwehr des Körpers
- hilft gegen Arteriosklerose und Diabetes mellitus
- soll krebshemmend wirken

Inhaltsstoffe auf einen Blick

Wichtige Vitamine	Vitamin A	3 µg
	Vitamin B1	0,05 mg
	Vitamin B2	0,03 mg
	Vitamin C	50 mg
Wichtige Mineralstoffe	Eisen	0,4 mg
	Kalium	180 mg
	Kalzium	18 mg
	Magnesium	10 mg
	Phosphor	16 mg
Besondere Wirkstoffe	Grapefruits enthalten darüber hinaus wichtige Enzyme, Folsäure und Flavonoide.	

Grapefruitsaftrezepte

Zitrusmix

Anwendungsgebiet
Blasenentzündung

Zutaten für 2 Gläser
2 Grapefruits
2 Blutorangen
1 Zitrone

Zubereitung
Die Früchte entsaften und mischen. Am besten vor dem Schlafengehen trinken.

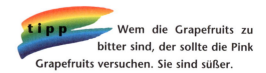 **tipp** Wem die Grapefruits zu bitter sind, der sollte die Pink Grapefruits versuchen. Sie sind süßer.

Vitamin-C-Kick

Anwendungsgebiete
Vitamin-C-Mangel, Diabetes mellitus

Zutaten für 4 Gläser
2 Grapefruits
1 Orange
1 Papaya
1/2 Honigmelone

Zubereitung
Früchte entsaften, mischen und dreimal täglich davon ein Glas trinken.

Rosa-Rot-Drink

Anwendungsgebiete
Arthritis, Krampfadern, Wechseljahre

Zutaten für 1 Glas
100 g Himbeeren
1/2 Pink Grapefruit

Zubereitung
Die Himbeeren entsaften und den Saft der Grapefruit unterrühren.

Grapefruit-Papaya-Drink

Anwendungsgebiet
Unreine Haut

Zutaten für 4 Gläser
150 ml Pink Grapefruitsaft
150 ml Papayasaft
100 ml Aprikosensaft

Zubereitung
Säfte mit Mixer mischen und mit Eis servieren.

Kiwi

Schon im 15. Jahrhundert kannten die Chinesen diese Frucht, nur hieß diese damals nicht Kiwi. Den witzigen Namen verdankt das Obst dem neuseeländischen Nationalvogel, doch inzwischen ist die braune pelzige Vitaminbombe sicher bekannter als der Namensgeber. Unter den exotischen Früchten ist die Kiwi heute sehr beliebt und wird vor allem im Winter als Vitaminlieferant geschätzt. Aber unter der braunen Schale verbergen sich noch mehr gesundheitlich wirksame Stoffe. Manche davon sind einzigartig.

Käufliche Safterzeugnisse
Es ist nur Sirup erhältlich.

Eigene Herstellung
Dass es keinen industriell hergestellten Kiwisaft gibt, stellt kein Problem dar. Die Früchte gibt es immer und überall und sie sind außerdem leicht zu entsaften.

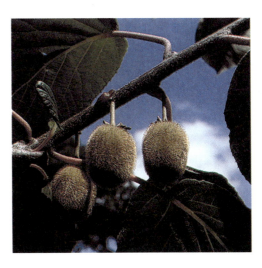

Beim Kauf muss man nur darauf achten, dass die Kiwis nicht zu hart und nicht zu weich sind. Man kann sie mit und ohne Schale entsaften oder sie als Püree zubereiten. In beiden Varianten passen sie gut in Mixgetränke.

Wirkungen des Kiwisafts
- stärkt die Abwehrkräfte
- fördert die Verdauung
- senkt den Cholesterinspiegel
- entwässert den Körper

Inhaltsstoffe auf einen Blick

Wichtige Vitamine	Niacin	0,4 mg
	Vitamin A	16 µg
	Vitamin B$_1$	0,02 mg
	Vitamin B$_2$	0,05 mg
	Vitamin C	100 mg
Wichtige Mineralstoffe	Eisen	0,5 mg
	Kalium	300 mg
	Kalzium	35 mg
	Magnesium	24 mg
	Phosphor	31 mg
Besondere Wirkstoffe	Kiwis sind reich an Enzymen (vor allem Actinicin) und Gerbsäuren, diese helfen vor allem bei der Verdauung.	

tipp Achtung, Kiwis enthalten Wirkstoffe, die Milch und Milchprodukte zum Gerinnen bringen. Immer häufiger kommt es auch zu allergischen Reaktionen.

Kiwisaftrezepte

Kiwi-Ananas-Saft

Anwendungsgebiete
schwere Beine, Venenprobleme

Zutaten für 4 Gläser
2 Kiwis
$^1/_2$ Ananas
$^1/_2$ Honigmelone
2 Äpfel

Zubereitung
Die Kiwis pürieren und die anderen Früchte entsaften. Alles gut mischen und dreimal täglich ein Glas trinken.

Variante
Den entwässernden Effekt verstärkt man, wenn man noch 100 Gramm Erdbeeren dazu püriert.

Enzymcocktail

Anwendungsgebiete
Blähungen, Übelkeit, zur Verdauungsförderung

Zutaten für 2 Gläser
1 Kiwi
$^1/_2$ Ananas
2 cm Ingwerwurzel
etwas frische Pfefferminze

Zubereitung
Kiwi und Ananas entsaften. Den Ingwer und die Pfefferminze fein reiben beziehungsweise hacken. Alles sorgfältig miteinander vermischen.

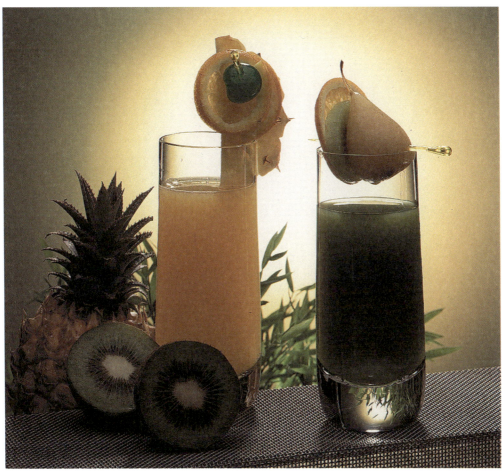

● *Ananas-Grapefruit-Drink (links; Seite 48)*   ● *Fresh Kiwi (rechts)*

Fresh Kiwi

Anwendungsgebiete
Venenbeschwerden, zur Stärkung des Immunsystems

Zutaten für 3 Gläser
200 g Kiwis
¹/₂ Honigmelone
100 ml Apfelsaft

Zubereitung
Die Kiwis ohne Schale pürieren, die Honigmelone entsaften und beides mit dem Apfelsaft mischen. Das Glas können Sie eventuell wie im Bild oben dekorieren.

Variante
Eine zusätzliche entschlackende Wirkung können Sie erzielen, wenn Sie zu dem Apfelsaft noch 100 Milliliter Birnensaft geben.

Mango

Seit über 4000 Jahren kennt man diese Frucht bereits in Indien; selbst Buddha soll schon unter Mangobäumen geruht haben. Auf dem indischen Subkontinent ist diese Frucht ein Grundnahrungsmittel und außerdem gilt sie als heilkräftig. Das Fruchtfleisch enthält vor allem viel Vitamin A, aber auch Vitamin C und Kalium.

Käufliche Safterzeugnisse
Mangosaft wird als Nektar angeboten oder aus Konzentrat hergestellt. Er wird häufig zur Herstellung von Multivitamindrinks benutzt.

Eigene Herstellung
Reife Mangos haben eine feste Schale, die jedoch bei der Fingerdruckprobe elastisch ist und nachgibt. Die Früchte sollten grüngelb sein und einen süßen Duft verströmen. Man darf Früchte, die zu hart oder zu weich sind und nach Gärung riechen, nicht zur Saftherstellung verwenden. Je größer die Frucht, desto besser eignet sie sich zur eigenen Saftproduktion.

Vor dem Entsaften die Frucht abwaschen, schälen und den Stein entfernen. Mangos sollte man nicht im Kühlschrank aufbewahren.

Wirkungen des Mangosafts
- unterstützt die Sehkraft
- wirkt blutbildend
- lindert Darmentzündungen
- regt die Verdauung an
- klärt die Haut bei Akne
- hilft bei Nierenbeschwerden

Inhaltsstoffe auf einen Blick

Wichtige Vitamine	Folsäure	31 µg
	Vitamin A	0,43 mg
	Vitamin B1	0,05 mg
	Vitamin B2	0,04 mg
	Vitamin B6	0,13 mg
	Vitamin C	30 mg
	Vitamin E	1 mg
Wichtige Mineralstoffe	Eisen	0,5 mg
	Kalium	190 mg
	Kalzium	10 mg
	Magnesium	17 mg
	Phosphor	14 mg

Mangosaftrezepte

Mango-Papaya-Ananas-Drink

Anwendungsgebiet
Gicht

Zutaten für 4 Gläser
1 Mango
1 Ananas
1 Papaya

Zubereitung
Die Früchte entsaften und täglich einen Liter von dem Saft trinken.

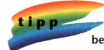
tipp Der Mangosaft verursacht bei Unachtsamkeit recht hässliche Flecken, die sich mit herkömmlichen Mitteln nicht wieder entfernen lassen.

Exotic-Mix

Anwendungsgebiet
Reizdarm

Zutaten für 4 Gläser
1/2 Mango
1/2 Papaya
1/2 Ananas
2 Orangen
1 Banane

Zubereitung
Entsaften Sie die Früchte in der angegebenen Reihenfolge, wobei Sie immer etwas Orangensaft zugeben. Zum Schluss mixen Sie die Banane unter.

Mango-Apfel-Trunk

Anwendungsgebiet
hohes Fieber

Zutaten für 4 Gläser
2 Mangos
2 Äpfel
1 Ananas
1 Papaya

Zubereitung
Die Früchte nacheinander entsaften, die Säfte vermischen und dreimal täglich ein Glas (200 Milliliter) davon trinken.

Variante
Fruchtig-lecker kann man diesen Drink verfeinern, wenn man ihm noch 100 Gramm Himbeeren zugibt. Auch die Himbeeren wirken übrigens fiebersenkend.

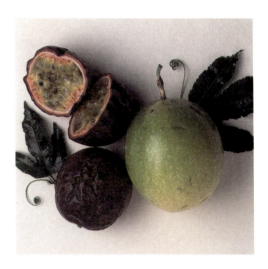

Exotischer Schönheitstrunk

Anwendungsgebiet
Akne

Zutaten für 4 Gläser
200 g Papaya
150 ml Mangosaft
100 ml Maracujasaft
150 ml Mineralwasser

Zubereitung
Die Papaya entsaften und mit Mango- sowie Maracujasaft sorgfältig mischen. Zum Schluss noch das Mineralwasser hinzugeben.

Variante
Zerstoßenes Eis und eine Kugel Zitronensorbet machen aus diesem Drink einen erfrischenden Nachtisch, der nicht nur an heißen Sommertagen köstlich schmeckt und begehrt ist.

Maracuja

Hierzulande kennt man die Frucht hauptsächlich als Bestandteil von Multivitamingetränken, als Solist ist sie dagegen wenig bekannt. Trotzdem sollten Sie die Maracuja auch einfach mal allein genießen. Sie stammt aus den Urwäldern Brasiliens und hat von dort aus ihren Siegeszug um den Globus angetreten. Sie ist reich an Vitaminen und Mineralstoffen. Den Mixgetränken gibt sie einen exotischen Kick.

Käufliche Safterzeugnisse
Es gibt Maracujasaft als Nektar oder rückverdünntes Konzentrat.

Eigene Herstellung
Sie lohnt sich nur bedingt, denn oft gibt es die schönen reifen gelbgrünen Maracujas bei uns nicht zu kaufen.

Wirkungen des Maracujasafts
- stärkt die Abwehrkräfte
- entspannt verkrampfte Muskeln
- ist magenschonend

Inhaltsstoffe auf einen Blick

Wichtige Vitamine	Folsäure	15 µg
	Niacin	2,1 mg
	Vitamin A	10 µg
	Vitamin B_1	0,02 mg
	Vitamin B_2	0,1 mg
	Vitamin B_6	0,4 mg
	Vitamin C	20 mg
	Vitamin E	0,4 mg
Wichtige Mineralstoffe	Eisen	1,1 mg
	Kalium	350 mg
	Kalzium	16 mg
	Magnesium	40 mg
	Natrium	28 mg
	Phosphor	54 mg

Maracujasaftrezepte

M-M-Saft

Anwendungsgebiete
Unreine Haut, zur Stärkung der Abwehrkräfte

Zutaten für 4 Gläser
100 ml Maracujasaft
50 ml Mangosaft
150 ml Orangensaft
200 ml Kurmolke
Mineralwasser

Zubereitung
Die Säfte mit der Molke gründlich mischen, auf vier Gläser gleichmäßig verteilen und dann mit Mineralwasser aufgießen.

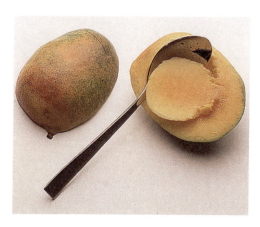

Maracuja-Grapefruit-Mix

Anwendungsgebiete
Durst, Erkältung, Grippe

Zutaten für 2 Gläser
1 Maracuja (alternativ: 100 ml Maracujasaft)
1 Grapefruit
1 Apfel
1 Zitrone

Zubereitung
Die Früchte entsaften und mischen. Bei starkem Durst mit Mineralwasser verdünnen, bei Erkältungen über den Tag verteilt trinken.

Maracuja-Orangen-Saft

Anwendungsgebiet
krampfartige Periodenschmerzen

Zutaten für 3 Gläser
2 Maracujas (alternativ: 150 ml Maracujasaft)
3 Orangen
1 Apfel
1 cm Ingwerwurzel

Zubereitung
Die Früchte entsaften und mischen, zum Schluss den fein geriebenen Ingwer darüber streuen.

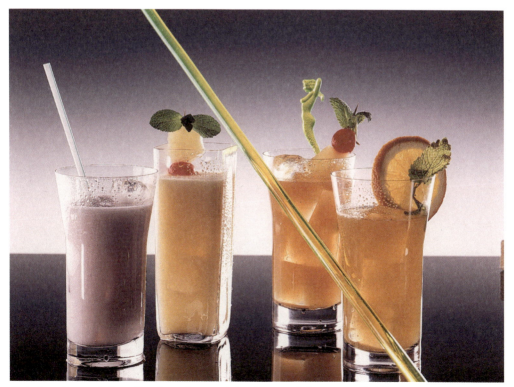

Drinks mit exotischen Früchten lassen sich schön und fantasievoll dekorieren. Zum kühlen Genuss gehören Eiswürfel oder zerstoßenes Eis.

Melone

Davon gibt es viele verschiedene Sorten und alle sind zur Sommerzeit sehr beliebt. Sie enthalten sehr viel Wasser und sind deshalb die idealen Durstlöscher. Es gibt Melonen mit weißem, gelbem, grünem und rotem Fruchtfleisch. In diesem Kapitel soll es nur um die zwei wichtigsten Sorten gehen, nämlich um die Honigmelone und die Wassermelone. Auch wenn sie zur gleichen Pflanzenfamilie gehören, so sind sie doch grundverschieden: sowohl von den Inhaltsstoffen als auch von der gesundheitlichen Wirkung.

Käufliche Safterzeugnisse

Gibt es eigentlich nicht, wenn überhaupt, dann nur in Form von Sirup.

Eigene Herstellung

Das ist ganz einfach, denn die wasserreichen Früchte lassen sich im Sommer überall und in großer Auswahl kaufen. Die Saftherstellung gelingt am besten mit reifen Früchten. Die Schale von Honigmelonen sollte fest, aber nicht hart sein. Wenn man daran schnuppert, riecht man einen zarten Duft. Bei Wassermelonen ist das viel schwieriger: Reif sind sie, wenn das Fruchtfleisch saftig rot erscheint und die Frucht beim vorsichtigen Beklopfen hohl klingt.

Wirkungen des Melonensafts

- stärkt die Abwehrkräfte
- unterstützt die Sehkraft
- schützt das Herz
- regt die Nieren an
- hilft bei Verdauungsproblemen

Honigmelone

Inhaltsstoffe auf einen Blick

Wichtige Vitamine	Niacin	0,5 mg
	Vitamin A	100 µg
	Vitamin B$_1$	0,05 mg
	Vitamin B$_2$	0,03 mg
	Vitamin C	25 mg
	Vitamin E	0,3 mg
Wichtige Mineralstoffe	Eisen	0,2 mg
	Kalium	330 mg
	Kalzium	6 mg
	Magnesium	13 mg
	Phosphor	21 mg

Wassermelone

Inhaltsstoffe auf einen Blick

Wichtige Vitamine	Folsäure	2 µg
	Niacin	0,3 mg
	Vitamin A	58 µg
	Vitamin B$_1$	0,05 mg
	Vitamin B$_2$	0,05 mg
	Vitamin B$_6$	0,07 mg
	Vitamin C	10 mg
	Vitamin E	0,10 mg
Wichtige Mineralstoffe	Eisen	0,4 mg
	Kalium	160 mg
	Kalzium	15 mg
	Magnesium	3 mg
	Natrium	1 mg
	Phosphor	15 mg

Melonensaftrezepte

PH-Saft

Anwendungsgebiete
Verstopfung, zur Regulation der Verdauung

Zutaten für 4 Gläser
2 Papayas
100 g Pflaumen
1 Honigmelone
100 g Petersilie

Zubereitung
Die Früchte entsaften und die Petersilie im Mixer pürieren. Alles gut vermischen. Zu jeder Mahlzeit ein Glas davon trinken.

Tropische Vier

Anwendungsgebiet
Stärkung der Abwehrkräfte

Zutaten für 2 Gläser
1 Honigmelone
1 Orange
1 Zitrone
2 Grapefruits

Zubereitung
Die Früchte entsaften und gut mischen.

Variante
Verwenden Sie anstelle von Grapefruits Kiwis. Das ergibt nicht nur farblich eine interessante Mischung.

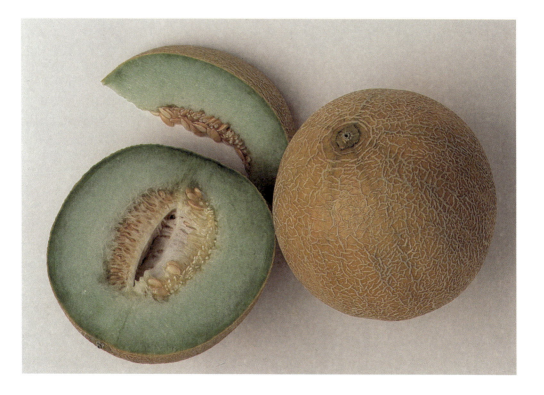

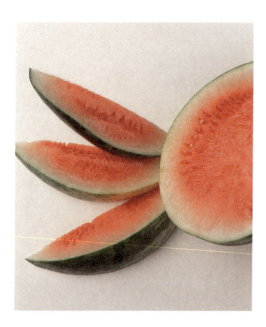

Wassermelone-Karotten-Saft

Anwendungsgebiet
Kopfschmerzen

Zutaten für 4 Gläser
1/2 Wassermelone
2 Äpfel
1 Birne
15 Karotten
2 cm Ingwerwurzel

Zubereitung
Die Früchte und die Karotten entsaften, den Ingwer fein reiben. Alles gut verrühren und bis zu einem Liter am Tag von dieser Mischung trinken.

Herzkraft

Anwendungsgebiete
Förderung der Durchblutung, zur Stärkung der Herzkraft

Zutaten für 3 Gläser
1 Honigmelone
1 Ananas
1 Papaya

Zubereitung
Die Früchte entsaften und die erhaltenen Flüssigkeiten gründlich miteinander mischen. Dreimal täglich ein Glas davon trinken.

Variante
Zu einem prickelnden Cocktail wird dieser Drink, wenn man die Saftmischung mit Mineralwasser aufgießt.

Wassermelone-Petersilie-Saft

Anwendungsgebiet
Prostatabeschwerden

Zutaten für 8 Gläser
1 Wassermelone samt Kerne
18 Karotten
1 Bund Petersilie
1 Knoblauchzehe

Zubereitung
Die Wassermelone und die Karotten entsaften, die Petersilie und den Knoblauch fein hacken. Alles gut vermischen und täglich einen Liter davon trinken.

Variante
Wer keinen Knoblauch mag, kann die Zehe einfach weglassen. Dafür muss dann allerdings etwas mehr Petersilie hinzugegeben werden.

Orange

Fast zehn Liter Orangensaft trinkt in Deutschland der Durchschnittsbürger im Jahr. Die meisten tun es, weil er ihnen schmeckt und, natürlich, weil er gesund ist. Der Orangensaft enthält viel Vitamin C, aber das allein macht seine heilsame Wirkung sicher nicht aus. Was wirklich alles in ihm steckt, wissen nur wenige.

Käufliche Safterzeugnisse
Orangensaft gibt es in allen möglichen Variationen. Man kann ihn als Nektar und Direktsaft oder auch als rückverdünntes Konzentrat erwerben.

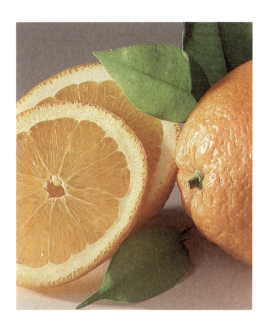

Eigene Herstellung
Das ist wirklich ganz einfach, denn in Sachen Orangen sind die meisten Menschen Experten. Dazu braucht man weder komplizierte Entsafter, noch muss man bestimmte Verfahren beachten.

Wirkungen des Orangensafts
- stärkt die Abwehrkräfte und schützt vor Erkältungen und Grippe
- senkt den Cholesterinspiegel
- hilft bei Durchfall und Verstopfung gleichermaßen
- regt den Stoffwechsel an

tipp Dicke, pralle Orangen sind oft nicht so saftig, wie man es sich wünscht. Für die Saftherstellung ist es deshalb wesentlich besser, „dünnhäutige" Früchte zu kaufen.

Inhaltsstoffe auf einen Blick

Wichtige Vitamine	Niacin	0,4 mg
	Vitamin A	15 µg
	Vitamin B_1	0,09 mg
	Vitamin B_2	0,04 mg
	Vitamin C	50 mg
Wichtige Mineralstoffe	Eisen	0,4 mg
	Kalium	190 mg
	Kalzium	42 mg
	Magnesium	14 mg
	Phosphor	22 mg
Besondere Wirkstoffe	Orangen enthalten viel Selen, das die Abwehrkräfte unterstützt. Das Pektin in der Schale und in den weißen Fruchthäuten senkt den Cholesterinspiegel.	

Orangensaftrezepte

Orangen-Ananas-Saft

Anwendungsgebiete
Schlafstörungen, zur Stärkung des Immunsystems

Zutaten für 3 Gläser
3 Orangen
1/2 Ananas
50 g Erdbeeren
1 Banane

Zubereitung
Zunächst die Orangen, die Ananas und die Erdbeeren entsaften. Die erhaltenen Flüssigkeiten miteinander verrühren und zum Schluss die pürierte Banane untermischen.

Affenmix

Anwendungsgebiet
Durchfall

Zutaten für 2 Gläser
1/2 Papaya
2 Orangen
1 Banane

Zubereitung
Die Früchte entsaften und die Banane pürieren. Alles gut mischen.

Variante
Dieser Drink ist vielfältig abwandelbar. Anstelle der Papaya kann man genauso gut auch Mango oder Maracuja verwenden. Diese Drinks sind nicht minder gesund.

Orangentrunk

Anwendungsgebiete
Krampfadern, zur Anregung der Verdauung

Zutaten für 2 Gläser
3 Orangen
1/4 Ananas

Zubereitung
Die Früchte entsaften und mischen.

Erkältungskiller

Anwendungsgebiete
Erkältung, Grippe, zur Stärkung des Immunsystems

Zutaten für 4 Gläser
250 ml Orangensaft
150 ml Zitronensaft
125 ml Grapefruitsaft

Zubereitung
Die Säfte gut mischen und mehrmals täglich ein Glas genießen.

Peaches 'n' Cream

Anwendungsgebiete
fördert die Verdauung, den Kreislauf und die Immunabwehr

Zutaten
200 ml Pfirsichsaft
150 ml Orangensaft
150 ml Buttermilch

Zubereitung
Die Obstsäfte und Buttermilch gut verrühren.

Papaya

Diese Frucht gilt als die Melone der Tropen und kommt ursprünglich aus Mexiko. Hierzulande hat sie die Safttrinker schnell überzeugt und auch ihre medizinische Wirkkraft zweifelt keiner mehr an. Schon die Heiler der Maya und Azteken verwendeten Papayas, um beispielsweise starke Durchfälle zu stoppen. (Geheim*Tipp:* Papaya-Fruchtfleisch wird mit Salz vermischt gegessen.) Bekannt ist sie hierzulande auch für den gegenteiligen Effekt: Papayas helfen beim Abnehmen, weil sie unter anderem leicht abführend wirken.

Käufliche Safterzeugnisse
Findet man ganz selten.

Eigene Herstellung
Die ist wiederum ganz einfach, denn das saftige Fruchtfleisch lässt sich gut entsaften. Beim Kauf sollte man auf eine feste, aber nicht zu harte Schale achten. Überreife Papayas sind für das Entsaften nicht geeignet. Zur Vorbereitung muss man das Fruchtfleisch von der Schale lösen und die kleinen schwarzen Kerne entfernen – der Saft schmeckt sonst bitter.

Inhaltsstoffe auf einen Blick

Wichtige Vitamine	Folsäure	1 µg
	Niacin	0,4 mg
	Vitamin A	125 µg
	Vitamin B1	0,03 mg
	Vitamin B2	0,04 mg
	Vitamin B6	0,03 mg
	Vitamin C	70 mg
	Vitamin E	0,7 mg
Wichtige Mineralstoffe	Eisen	0,4 mg
	Kalium	200 mg
	Kalzium	23 mg
	Magnesium	40 mg
	Phosphor	16 mg
Besondere Wirkstoffe	Einzigartig ist das so genannte Papain. Das ist ein eiweißspaltendes Enzym. Auf ihm beruht die diätunterstützende und durchfallstoppende Wirkung.	

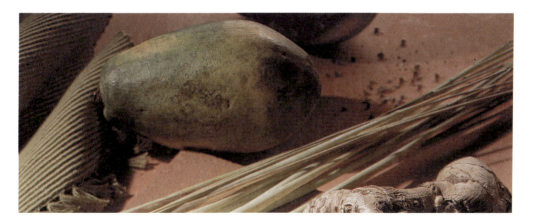

Wirkungen des Papayasafts

- regt die Darmtätigkeit an und wirkt somit leicht abführend
- fördert die Verdauung und unterstützt Diäten
- hilft beim Ausheilen von Magen-Darm-Erkrankungen
- hilft bei Wurmerkrankungen

Papayasaft-Rezepte

Papaya-Apfel-Saft

Anwendungsgebiete
Erkältung, Grippe, Fieber

Zutaten für 3 Gläser
1 Papaya
2 Äpfel
1/2 Ananas
5 cm Ingwerwurzel

Zubereitung
Die Früchte entsaften und den Ingwer reiben. Die Säfte im Mixer vermischen. Dreimal täglich ein großes Glas davon trinken.

Regelcocktail

Anwendungsgebiet
starke Periodenschmerzen

Zutaten für 4 Gläser
1 Papaya
1 Mango
1 Ananas
1 Honigmelone

Zubereitung
Die Früchte entsaften und mischen. Dreimal täglich ein großes Glas trinken.

Papaya-Pfirsich-Mix

Anwendungsgebiet
Schlafstörungen

Zutaten für 2 Gläser
1 Papaya
1 Pfirsich
2 Orangen
1 Banane

Zubereitung
Die Früchte der Reihe nach entsaften und mit der pürierten Banane vermischen.

Papaya-Grapefruit-Drink

Anwendungsgebiet
zur Stärkung des Immunsystems

Zutaten für 3 Gläser
2 Papayas
100 ml Grapefruitsaft
75 ml Kiwisaft
75 ml Zitronensaft

Zubereitung
Papayas entsaften und mit den Säften mischen.

Variante
Wenn Ihnen der Grapefruitsaft zu bitter schmeckt, können Sie ihn durch Orangensaft oder Maracujanektar ersetzen. Auch das ist gesund und erfrischend.

Zitrone

Sauer macht nicht nur lustig, sondern auch gesund. Keine andere Frucht kann diesen Satz so für sich in Anspruch nehmen wie die Zitrone. Die gelbe Vitaminbombe war schon bei den Römern für ihre heilsamen Wirkstoffe bekannt und ist auch heute noch sehr begehrt. Ob nach durchzechter Nacht und bei drohendem Kater oder bei drohender Erkältung, die Zitrone ist ein Allroundheilmittel. In der indischen Heilkunde sagt man: Ein Glas Wasser mit Zitronensaft am Morgen gibt Kraft für den Tag. Probieren Sie es doch einmal aus.

Käufliche Safterzeugnisse
Direktsaft und rückverdünntes Konzentrat sind im Angebot.

Eigene Herstellung
Ganz einfach. Frische Früchte sind immer zu haben. Die besten sind tief gelb und haben eine feste, aber nicht harte Schale.

Inhaltsstoffe auf einen Blick

Wichtige Vitamine	Niacin	0,2 mg
	Vitamin A	3 µg
	Vitamin B1	0,05 mg
	Vitamin B2	0,02 mg
	Vitamin C	53 mg
Wichtige Mineralstoffe	Eisen	0,6 mg
	Kalium	140 mg
	Kalzium	20 mg
	Magnesium	29 mg
	Phosphor	16 mg

Wirkung des Zitronensafts
- stärkt vor allem die Immunabwehr
- senkt Fieber
- hilft gegen Husten und Halsschmerzen
- regt den Stoffwechsel an
- hilft bei Gicht und Rheuma
- regt den Appetit an
- wirkt schweißtreibend und entwässernd
- klärt unreine Haut bei Akne

Zitronensaftrezepte

Zitronen-Zucker-Wasser

Anwendungsgebiet
hoher Blutdruck

Zutaten für 2 Gläser
150 ml Wasser
1 EL Zucker
1 Zitrone

Zubereitung
Das Wasser erhitzen und den Zucker darin auflösen. Dann den Saft einer Zitrone beigeben.

Zitronen-Apfel-Saft

Anwendungsgebiete
Erschöpfungszustände, zur Anregung der Verdauung

Zutaten für 2 Gläser
100 ml Apfelsaft
30 ml Zitronensaft und Mineralwasser

Zubereitung
Säfte mischen, mit Mineralwasser aufgießen.

Zitronen-Apfel-Ingwersaft

Anwendungsgebiete

Bronchitis, fest sitzender Husten

Zutaten für 2 Gläser

1 Zitrone
2 Äpfel
1 cm Ingwerwurzel

Zubereitung

Die Früchte entsaften und den Ingwer dazu reiben – unterrühren. Bei festsitzendem Husten und hartnäckiger Bronchitis dreimal täglich ein Glas dieser Mischung trinken.

Erkältungssaft

Anwendungsgebiete

Erkältung, Grippe

Zutaten für 2 Gläser

1 Zitrone
2 cm Ingwerwurzel
150 ml heißes Wasser
eventuell Honig

Zubereitung

Zitrone entsaften und Ingwer fein reiben. Beides in heißes Wasser geben und nach Belieben mit Honig süßen.

Gemüsesäfte – pikante Drinks für alle Fälle

Jetzt wird´s richtig gesund. Gemüsesäfte sind zwar nicht jedermanns Geschmack, aber sehr wirkungsvoll, wenn es um die Inhaltsstoffe geht. Besonders beliebt: Karotten- und Tomatensaft. Als Grundlage für allerlei Mixgetränke mischen sie (fast) überall mit. Daneben gibt es viel Gemüse mit hochwirksamem Inhalt. Diese werden überwiegend als Frischpflanzen-Presssaft angeboten. In diesem Kapitel kommen auch neue einzigartige Wirkstoffe ins Spiel – wie pflanzliche Insuline und Bitterstoffe. Entdecken Sie also die Vielfalt und die Kraft, die in Gemüsesäften steckt. Und wenn man sie ausprobiert, wird mancher Gemüsemuffel erstaunt feststellen: Pikante Gemüsedrinks schmecken richtig gut!

Artischocke

Die Blüten des Distelgewächses kamen von Ägypten nach Europa. Die Artischocken waren ein exklusives Nahrungsmittel, wurden aber vielfältig auch als Heilmittel angewendet. Vor allem die Blätter und Wurzeln enthalten viele einzigartige Wirkstoffe. Der medizinisch zubereitete Artischockensaft ist überaus wertvoll.

Käufliche Safterzeugnisse

Artischocken werden als Frischpflanzen-Presssaft angeboten.

tipp Artischocken gehören zu den Korbblütlern und können allergische Reaktionen auslösen. Den Saft bei Verschluss der Gallenwege oder bei Gallensteinen nicht einsetzen.

Eigene Herstellung

Lohnt sich nicht. Man kann allerdings das Kochwasser von Artischocken mit Honig gesüßt trinken. Das senkt den Cholesterinspiegel und entschlackt den Körper.

Wirkungen des Artischockensafts

- regt den Gallenfluss an und unterstützt die Leberfunktion
- lindert Blähungen und hilft überschüssiges Fett abzubauen
- senkt den Cholesterinspiegel
- senkt den Blutdruck
- regt die Durchblutung und den Stoffwechsel an

Inhaltsstoffe auf einen Blick

Wichtige Vitamine	Folsäure	22 µg
	Niacin	1,32 mg
	Vitamin A	0,02 mg
	Vitamin B1	0,11 mg
	Vitamin B2	0,02 mg
	Vitamin B6	0,10 mg
	Vitamin C	8 mg
Wichtige Mineralstoffe	Eisen	1,5 mg
	Kalium	350 mg
	Kalzium	50 mg
	Magnesium	26 mg
	Phosphor	130 mg
Besondere Wirkstoffe	Hier sind vor allem die Bitterstoffe und Flavonoide hervorzuheben. Außerdem enthält die Artischocke Inulin. Das ist ein „pflanzliches Insulin" und kann Diabetikern sehr hilfreich sein.	

Artischockensaftrezepte

Gemüsemix

Anwendungsgebiete

alle Infektionskrankheiten, Blasenentzündung, Diabetes mellitus

Zutaten für 2 Gläser

2 Knoblauchzehen
2 cm Ingwerwurzel
1 Bund Petersilie
5 Karotten
1 Apfel
2 EL Artischockensaft

Zubereitung

Zum Entsaften den Ingwer und den Knoblauch mit Petersilie umwickeln. Zusammen mit den Karotten und dem Apfel entsaften. Dann den Artischockensaft zugeben. Zweimal täglich ein Glas davon trinken.

Artischocken-Karotten-Saft

Anwendungsgebiete

Entschlackung, Gallenbeschwerden, hoher Cholesterinspiegel

Zutaten für 1 Glas

4 Karotten
3 EL Artischockensaft

Zubereitung

Die Karotten entsaften und mit dem Artischockenextrakt mischen. Dreimal täglich ein Glas trinken.

Fenchel

Die Knolle galt schon im Altertum als sehr beliebtes Gemüse und wurde auch schon immer als Heilpflanze eingesetzt. Diese nutzt man sozusagen mit Stumpf und Stiel, um zahlreiche Erkrankungen und Beschwerden zu kurieren. Als Gemüse zubereitet, brachten ihn die Italiener auf den Tisch. Einzig der etwas strenge Geschmack – lakritzähnlich – stört manche daran.

Käufliche Safterzeugnisse

Fenchelsaft wird als Frischpflanzen-Presssaft angeboten.

Eigene Herstellung

Das lohnt sich schon, denn das Gemüse ist häufig im Angebot und kann ohne viel Aufwand entsaftet werden.

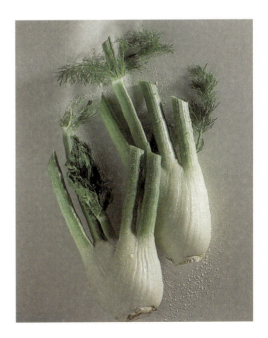

Inhaltsstoffe auf einen Blick

Wichtige Vitamine		
	Folsäure	76 µg
	Niacin	0,62 mg
	Vitamin A	0,58 mg
	Vitamin B1	0,22 mg
	Vitamin B2	0,11 mg
	Vitamin B6	0,10 mg
	Vitamin C	93 mg
	Vitamin E	6 mg

Wichtige Mineralstoffe		
	Eisen	2,7 mg
	Kalium	500 mg
	Kalzium	100 mg
	Magnesium	30 mg
	Phosphor	51 mg

Besondere Wirkstoffe	
	Das ätherische Öl Fenkool ist überwiegend in den Fenchelfrüchten enthalten und wird bei der Teezubereitung wirksam.

Wirkungen des Fenchelsafts

- wirkt auch krampflösend im Bereich von Magen und Darm
- Fenchelsaft hilft bei Blähungen, Völlegefühl und Magendruck
- wirkt schleimlösend bei Erkältungen mit Husten und Bronchitis
- fördert die Durchblutung
- hilft bei allen Frauenleiden

Fenchelsaftrezepte

Stärkungstrunk

Anwendungsgebiet
zur Förderung der Durchblutung

Zutaten für 4 Gläser
300 g Gurke
200 g Sellerie
200 g Fenchel, etwas Paprikapulver

Zubereitung
Die Gurke pürieren, Sellerie und Fenchel entsaften. Alles gut durchmixen und mit etwas Paprikapulver abschmecken.

Frauentrunk

Anwendungsgebiete
Menstruations- und Wechseljahrebeschwerden, auch bei Kopfschmerzen und Migräne

Zutaten für 3 Gläser
1 kleiner Fenchel
2 Selleriestangen
2 Äpfel

Zubereitung
Gemüse und Obst entsaften und mischen.

Durchfallmix

Anwendungsgebiete
Durchfall, Reizdarm, Blähungen

Zutaten für 2 Gläser
100 g Fenchel
2 Äpfel
4 EL Pfefferminze
2 cm Ingwerwurzel

Zubereitung
Fenchel und Äpfel entsaften. Dann die frische Pfefferminze um den Ingwer wickeln und zusammen entsaften. Alles vermengen.

Gurke

Ursprünglich kommt die schlanke Frucht aus Asien, gehört aber schon seit dem 16. Jahrhundert auch zum europäischen Speiseplan. Sie ist wegen ihrer kühlen und erfrischenden Art besonders beliebt. Geschätzt wird sie auch in der Schönheitspflege, denn die Gurke enthält Stoffe, die die Haut glätten und straffen.

Käufliche Safterzeugnisse
Gibt es nicht.

Eigene Herstellung
Gurken enthalten viel Wasser und sind leicht zu entsaften. Dabei gehen dann aber viele, wichtigste Inhaltsstoffe verloren. Besser ist es, das frische Gemüse zu pürieren. Gurken gibt es immer zu kaufen und sie sind genau richtig, wenn sie schön fest und dunkelgrün sind. Die Qualitäten erkennt man leicht an einer Fingerdruckprobe. Gibt die Schale nach, ist die Gurke bereits zu weich oder sie könnte schon faulige Stellen haben.

Wirkungen des Gurkensafts
- strafft das Bindegewebe der Haut
- fördert die Verdauung
- wirkt harntreibend
- regt den Stoffwechsel an
- senkt den Harnsäuregehalt des Blutes bei Gicht
- enthält einen insulinähnlichen Stoff und ist deshalb bei Diabetes mellitus empfehlenswert

Inhaltsstoffe auf einen Blick

Wichtige Vitamine	Folsäure	15 µg
	Niacin	0,27 mg
	Vitamin A	0,03 mg
	Vitamin B$_1$	0,03 mg
	Vitamin B$_2$	0,03 mg
	Vitamin B$_6$	0,04 mg
	Vitamin C	10 mg
	Vitamin E	0,10 mg
Wichtige Mineralstoffe	Eisen	0,5 mg
	Kalium	140 mg
	Kalzium	20 mg
	Magnesium	9 mg
	Phosphor	24 mg
Besondere Wirkstoffe	Gurken enthalten Silizium, das wichtig für das Bindegewebe ist. Außerdem sind sie reich an Pektin, Enzymen und Schleimstoffen.	

Gurkensaftrezepte

Gurken-Karotten-Trunk

Anwendungsgebiet
Juckreiz bei Neurodermitis

Zutaten für 4 Gläser
1 Gurke, 8 Karotten
1 Kartoffel, 1 weiße Rübe

Zubereitung
Die Gurke pürieren und die anderen Gemüse entsaften. Dreimal täglich ein Glas trinken.

Grün-Gelb-Rot-Saft

Anwendungsgebiet

zur Stärkung der Abwehrkräfte

Zutaten für 4 Gläser

100 g gelbe Paprika
250 g Gurke
150 ml Tomatensaft
1 EL Petersilie
1 EL Schnittlauch
1 EL Zitronensaft
Pfeffer, frisch gemahlen
Kräutersalz
3 EL saure Sahne

Zubereitung

Die Paprika entsaften und die Gurke pürieren. Zusammen mit dem Tomatensaft im Mixer vermischen, dann gehackte Petersilie, Schnittlauch und Zitronensaft zugeben. Nach dem Mischen mit Pfeffer und Kräutersalz abschmecken und mit saurer Sahne dekorieren.

Gurkenmix

Anwendungsgebiete

unreine Haut, zur Stärkung des Herzens, zur Entwässerung

Zutaten für 4 Gläser

450 g Gurke
200 ml Buttermilch
1 TL Dill
2 EL Zitronensaft

Zubereitung

Gurke und Buttermilch im Mixer verrühren, dann den Dill und den Zitronensaft zugeben – nochmals mixen.

Karotte

Möhren gelten als besonders gesund. Sie sind reich an Vitaminen, Mineralstoffen und Spurenelementen. Insbesondere das Vitamin A wird immer wieder lobend hervorgehoben, weil es als bestes Mittel gegen Sehschwäche gilt. Die Küche hat inzwischen zahllose Rezepte zur Zubereitung von Karotten hervorgebracht, am gesündesten sind sie aber immer noch roh oder zu Saft gepresst. Die geschmackliche Vielfalt, die die gelben Rüben dabei an den Tag legen, ist erstaunlich – ebenso die umfassende Heilkraft der Möhre.

Käufliche Safterzeugnisse

Karottensaft wird vor allem als Direktsaft angeboten. Die Qualitäten sind allerdings unterschiedlich.

Inhaltsstoffe auf einen Blick

Wichtige Vitamine	Folsäure	4 µg
	Niacin	0,37 mg
	Vitamin A	1,1 mg
	Vitamin B_1	0,03 mg
	Vitamin B_2	0,03 mg
	Vitamin B_6	0,05 mg
	Vitamin C	3 mg
	Vitamin E	0,30 mg
Wichtige Mineralstoffe	Eisen	0,35 mg
	Kalium	126 mg
	Kalzium	25 mg
	Magnesium	10 mg
	Natrium	60 mg
	Phosphor	46 mg

Eigene Herstellung

Dazu braucht man nur einen guten Entsafter und frische Karotten, die man an ihrer kräftigen Farbe erkennt. Sie sind ganz frisch, wenn sie schön knackig sind. Alles andere hat die Nährstoffe schon eingebüßt.

Wirkungen des Karottensafts

- stärkt die Sehkraft und schützt lichtempfindliche Augen
- lindert Sodbrennen
- unterstützt die Blutbildung und die Hautfunktionen
- steigert die Abwehrkräfte
- senkt den Cholesterinspiegel

Karottensaftrezepte

Karotten-Birnen-Duett

Anwendungsgebiete
Abgeschlagenheit, Nervosität

Zutaten für 3 Gläser
250 ml Karottensaft
150 ml Birnensaft
1 TL Salbei
1 TL Petersilie

Zubereitung
Salbei und Petersilie grob hacken. Die Säfte und die Kräuter im Mixer gut durchmischen.

tipp Um das sehr wertvolle Vitamin A aus der Karotte zu lösen, sollte man allen Saftrezepten einen Tropfen Pflanzenöl zugeben.

KKP-Saft

Anwendungsgebiet
Akne

Zutaten für 4 Gläser
300 g Karotten
200 g Kohl
100 g Petersilie

Zubereitung
Die Gemüse entsaften, gut mischen und über den Tag verteilt trinken.

Halswehsaft

Anwendungsgebiete
Angina, Halsschmerzen

Zutaten für 3 Gläser
300 g Karotten
1 Knoblauchzehe

Zubereitung
Beides zusammen entsaften und vor den Mahlzeiten ein kleines Glas trinken.

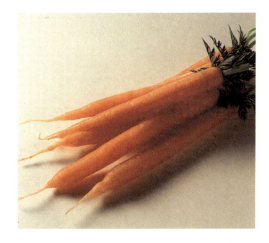

Rheumatrunk

Anwendungsgebiet

Gelenkschmerzen bei Rheuma

Zutaten für 3 Gläser

6 Karotten
5 Spinatblätter
1,5 cm Ingwer

Zubereitung

Spinatblätter lassen sich allein nur schlecht entsaften. Wickeln Sie deshalb die Spinatblätter um die Karotten und entsaften sie beides gemeinsam. Die Ingwerwurzel fein reiben, unter den Saft ziehen und dreimal täglich ein Glas davon trinken.

Karotten-Zwiebel-Trunk

Anwendungsgebiet

Menstruationsbeschwerden

Zutaten für 4 Gläser

10 Karotten
1 kleine Zwiebel
1 Knoblauchzehe
1 Apfel

Zubereitung

Das Gemüse und den Apfel entsaften und die beiden mischen. Dreimal täglich ein großes Glas von dem Saft trinken.

Variante

Der Knoblauchduft, der sich bei diesem Rezept natürlich einstellt, kann man etwas eindämmen, indem man einen halben Bund abgezupfte und fein gehackte Petersilienblätter mit dazu mixt.

Kartoffel

Obwohl die Kartoffel erst vor rund 200 Jahren aus Amerika zu uns kam, gilt sie heute als typisch deutsches Gemüse. Lange Zeit galt sie als Dickmacher, was auf ihre wertvollen Inhaltsstoffe zurückgeführt wird, aber ungerecht ist, weil Kartoffeln nämlich eher kalorienarm sind. Bemerkenswert ist hingegen der relativ hohe Vitamin-C-Anteil. Zugegeben, als Saft genossen ist die Kartoffel eher ungewöhnlich, aber auch ungewöhnlich wirkungsvoll.

Käufliche Safterzeugnisse

Kartoffelsaft wird als Frischpflanzen-Presssaft angeboten.

Inhaltsstoffe auf einen Blick

Wichtige Vitamine	Folsäure	4 µg
	Niacin	1,57 mg
	Vitamin B_1	0,08 mg
	Vitamin B_2	0,03 mg
	Vitamin B_6	0,2 mg
	Vitamin C	14 mg
	Vitamin E	0,08 mg
Wichtige Mineralstoffe	Eisen	0,7 mg
	Kalium	440 mg
	Kalzium	10 mg
	Magnesium	25 mg
	Phosphor	45 mg
Besondere Wirkstoffe	Die Kartoffel enthält beachtenswerte Mengen an Fluorid, Kobalt, Kupfer und Zink.	

Eigene Herstellung

Kartoffeln gibt es immer und überall und einfach entsaften lassen sie sich zudem auch. Das Kaufen des Safts lohnt sich also kaum. Welche Kartoffelsorten man zur eigenen Saftherstellung verwendet, ist grundsätzlich gleich. Sie sollten jedoch keine grünen Stellen haben.

Wirkungen des Kartoffelsafts

- lindert Sodbrennen
- hilft bei nervösen Magenbeschwerden
- wirkt er entwässernd
- senkt den Blutdruck
- fördert die Verdauung

Kartoffelsaftrezepte

Kartoffel-Karotten-Saft

Anwendungsgebiet
Neurodermitis

Zutaten für 4 Gläser
1 Kartoffel mit Schale
8 Karotten
3 cm Ingwerwurzel
1 Knoblauchzehe
2 Stangen Spargel

Zubereitung
Das Gemüse entsaften und dreimal täglich 200 ml davon trinken.

tipp Selbst gemachten Kartoffelsaft bitte sofort verwenden, denn er färbt sich schnell dunkel.

Energy Plus

Anwendungsgebiete
Erschöpfungszustände sowie Konzentrationsstörungen

Zutaten für 3 Gläser
6 Karotten
2 Kartoffeln
1 Bund Petersilie

Zubereitung
Das Gemüse entsaften und gut mischen.

Kartoffel-Ingwersaft

Anwendungsgebiete
Reizdarm, hoher Cholesterinspiegel

Zutaten für 3 Gläser
2 Kartoffeln
4 Karotten
2 cm Ingwerwurzel
1 Apfel

Zubereitung
Entsaften Sie das Gemüse und den Apfel. Trinken Sie dreimal täglich ein Glas davon.

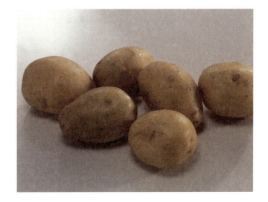

Kohl

Ob Rotkohl oder Weißkohl, Grünkohl oder Blumenkohl – die Familie der Kohlgewächse ist groß und sehr unterschiedlich. Gemein haben sie jedoch alle die gesunden Inhaltsstoffe, besonders solche mit krebshemmenden Eigenschaften. Ein Star unter den Kohlgemüsen ist der Weißkohl. Er zählt zu den gesündesten Gemüsesorten überhaupt. Reich an Ballaststoffen fördert er die Verdauung, antibakteriell wirken seine Senföle und krebshemmend das Indol. Ob als Saft, Auflage oder Wickel – der Kohlkopf hat viele Gesichter.

Inhaltsstoffe auf einen Blick

Wichtige Vitamine	Folsäure	36 µg
	Niacin	0,56 mg
	Vitamin A	0,01 mg
	Vitamin B1	0,05 mg
	Vitamin B2	0,04 mg
	Vitamin B6	0,13 mg
	Vitamin C	45 mg
	Vitamin E	0,20 mg
Wichtige Mineralstoffe	Eisen	0,50 mg
	Kalium	230 mg
	Kalzium	45 mg
	Magnesium	20 mg
	Phosphor	30 mg

Käufliche Safterzeugnisse

Krautsaft wird als Frischpflanzen-Presssaft angeboten.

Eigene Herstellung

Frischen Kohl erkennt man an den saftigen knackigen Blättern. Diese eignen sich – nach gründlichem Waschen – gut für die Saftherstellung. Man gibt sie einfach zu den anderen Zutaten in den Entsafter. Reiner Kohlsaft schmeckt ziemlich streng, dafür ist er um so besser in Gemüsecocktails aufgehoben.

Wirkung des Kohlsafts

- äußerlich angewendet helfen die Kohlsäfte gegen Akne und Rheuma
- heißer Kohlsaft gegen Kopfschmerzen

tipp Weißkohlsaft wird wirkungsvoll als Trinkkur bei Magen-Darm-Geschwüren eingesetzt.

Wirkung des Weißkohlsafts

- beruhigt den nervösen Magen und den gereizten Darm

Wirkung des Rotkohlsafts

- wirkt blutbildend

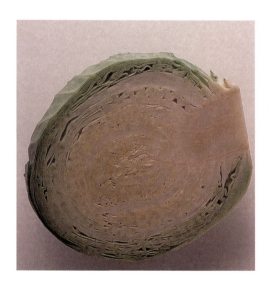

Kohlsaftrezepte

Rotkohldrink

Anwendungsgebiet
Stärkung des Immunsystems

Zutaten für 4 Gläser
500 g Rotkohl
250 ml Apfelsaft
1 Msp. Zimtpulver
1 Msp. Nelkenpulver

Zubereitung
Entsaften Sie den Rotkohl und mischen Sie ihn mit dem Apfelsaft. Mit Zimt- und Nelkenpulver abschmecken. Dekorieren Sie den Drink mit einer Apfelscheibe.

Es grünt so grün

Anwendungsgebiete
Bronchitis, Husten

Zutaten für 4 Gläser
200 g Karotten
10 Grünkohlblätter
20 Spinatblätter
1 Knoblauchzehe

Zubereitung
Das Gemüse entsaften und dreimal täglich ein Glas der Mischung trinken.

Variante
Haben Sie keinen Spinat im Haus, können Sie diese Zutat auch einfach durch zwei bis drei Bund Petersilie ersetzen. Das „entschärft" gleichzeitig den Knoblauch.

Popeyetrunk

Anwendungsgebiete
Rheuma, schwere Beine

Zutaten für 4 Gläser
3 Kohlblätter
5 Spinatblätter
5 Karotten
3 Äpfel

Zubereitung
Entsaften Sie zuerst das Gemüse. Zur Arbeitserleichterung wickeln Sie die Spinatblätter um die Karotten. Anschließend die Äpfel entsaften und beide Säfte gründlich mischen. Dreimal täglich 250 Milliliter davon trinken.

Variante
Es ist gleich, welche Kohlsorte Sie für den Popeyetrunk verwenden. Die klassischen Weißkohlblätter können durch Grünkohl, Rotkohl oder auch Brokkoli ersetzen.

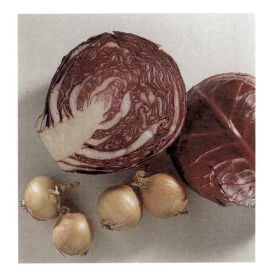

Dreimal K

Anwendungsgebiete
Bluthochdruck, erhöhter Cholesterinspiegel

Zutaten für 4 Gläser
10 Kohlblätter
15 Karotten
3 Knoblauchzehen
100 g Petersilie

Zubereitung
Die Zutaten entsaften und täglich ein Glas vor den Mahlzeiten trinken.

Kohlcocktail

Anwendungsgebiete
Osteoporose, Zahnbeschwerden, Parodontose

Zutaten für 3 Gläser
3 Grünkohlblätter
3 Weißkohlblätter
3 Karotten
1 Bund Petersilie
1 Apfel
1/2 grüne Paprika

Zubereitung
Alle Zutaten entsaften und gründlich mischen.

tipp Alle Kohlsaftrezepte haben natürlich einen etwas strengen Eigengeschmack. Diesen kann man durch die Zugabe von Apfelsaft entschärfen und bekömmlicher machen.

Paprika

Das besondere Merkmal der Schoten ist ihr hoher Vitamin-C-Gehalt. Die Paprika, ganz gleich, ob sie gelb, grün oder rot sind, stecken zudem voller Nähr- und Mineralstoffe. Neben dem hohen Vitamin-C-Anteil bieten sie auch Vitamin P an. Mit diesen segensreichen Inhaltsstoffen hemmen sie die Blutgerinnselbildung und senken das Risiko eines Herzinfarkts.

Käufliche Safterzeugnisse
Gibt es nicht.

Eigene Herstellung
Frische, knackige Paprika lassen sich gut und leicht entsaften. Als Monogetränk schmecken sie allerdings ziemlich herb und deshalb verwendet man sie überwiegend in Mixgetränken.

Inhaltsstoffe auf einen Blick

Wichtige Vitamine	Folsäure	10 µg
	Niacin	0,70 mg
	Vitamin A	0,03 mg
	Vitamin B_1	0,06 mg
	Vitamin B_2	0,05 mg
	Vitamin B_6	0,22 mg
	Vitamin C	139 mg
	Vitamin E	0,65 mg
Wichtige Mineralstoffe	Eisen	0,70 mg
	Kalium	210 mg
	Kalzium	10 mg
	Magnesium	12 mg
	Phosphor	25 mg

Wirkungen des Paprikasafts

- stärkt die Abwehrkräfte
- fördert die Durchblutung
- stärkt das Herz

Paprikasaftezepte

Paprikaduo

Anwendungsgebiete
zur Stärkung der Abwehrkräfte, zur Festigung von Knochen und Zähnen

Zutaten für 2 Gläser
4 Brokkoliröschen
1 grüne Paprika
1 rote Paprika
2 Äpfel

Zubereitung
Zuerst den Brokkoli und dann die restlichen Zutaten entsaften. Säfte mischen und täglich genießen.

Ein Herz für Paprika

Anwendungsgebiete
zur Stärkung des Herzens, zur Durchblutungsförderung

Zutaten für 4 Gläser
750 g grüne Paprika
200 ml Selleriesaft
Sojasauce

Zubereitung
Die grünen Paprika entsaften und mit dem Selleriesaft vermischen. Anschließend mit etwas Sojasauce abschmecken.

Zwei-P-Saft

Anwendungsgebiete
Durchblutungsförderung, zur Stärkung der Abwehrkräfte, zur Vorbeugung von Arteriosklerose

Zutaten für 2 Gläser
2 rote Paprikaschoten
2 Äpfel
2 Brokkoliröschen
50 g Petersilie
1 kleine Zwiebel

Zubereitung
Entfernen Sie bei den beiden Paprikaschoten den Stunk und die Kerne. Auch bei den Äpfeln sollte das Kerngehäuse herausgeschnitten werden, da die Kerne Cyanid enthalten. Die Zutaten der Reihe nach entsaften, alles gut vermengen und dreimal täglich ein Glas vor dem Essen trinken.

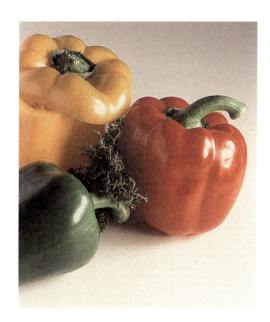

Radieschen/Rettich

Radieschen, Rettich und Meerrettich sind pikant und schmackhaft. Dass sie auch noch gesund sind, ist geradezu ideal. Der Meerrettich beispielsweise zählt neben Knoblauch und Zwiebeln zu den pflanzlichen Antibiotika. Seine antibakterielle Wirkung verdankt er dem Senföl. Den Rettich als Wurzelgemüse kannten schon die alten Griechen und verstanden sich auch darauf, seine heilkräftige Wirkung zu nutzen. Als Saft gepresst hilft er nicht nur gegen Rheuma. Die kleinen, etwas scharfen roten Radieschen wiederum sind für ihre entwässernde Wirkung bekannt.

Käufliche Safterzeugnisse

Rettichsaft wird als Frischpflanzen-Presssaft angeboten. Radieschen- und Meerrettich-Saft gibt es nicht.

Eigene Herstellung

Rettich und Radieschen lassen sich leicht entsaften, wenn man frische Produkte kaufen kann. Meerrettich wird traditionell gerieben und kann dann auch als schärfende Zugabe in pikante Drinks gemischt werden.

Wirkungen des Radieschensafts

- entwässert
- senkt den Blutdruck

Wirkungen des Rettichsafts

- fördert den Gallenfluss
- lindert Gicht und Rheuma
- stärkt Magen und Darm
- regt Nieren und Leber an
- mit Honig vermischt lindert er Husten, Heiserkeit und Angina

Wirkungen des Meerrettichs

- löst bei Husten und Bronchitis den zähen Schleim

Inhaltsstoffe auf einen Blick

		Rettich	Radieschen	Meerrettich
Wichtige Vitamine	Folsäure	17 µg	19 µg	24 µg
	Niacin	0,47 mg	0,33 mg	1,35 mg
	Vitamin B1	0,03 mg	0,04 mg	0,14 mg
	Vitamin B2	0,03 mg	0,03 mg	0,11 mg
	Vitamin B6	0,07 mg	0,08 mg	0,18 mg
	Vitamin C	27 mg	28 mg	117 mg
	Vitamin E	0,05 mg	0,05 mg	0,10 mg
Wichtige Mineralstoffe	Eisen	0,70 mg	1,5 mg	1,5 mg
	Kalium	320 mg	240 mg	560 mg
	Kalzium	33 mg	40 mg	110 mg
	Magnesium	15 mg	10 mg	32 mg
	Phosphor	30 mg	30 mg	65 mg

- stärkt die Abwehrkräfte
- regt den Stoffwechsel an (wichtig bei Rheuma)
- schwemmt Harnsäure aus (Gicht)
- entgiftet den Körper

Radieschensaftrezept

Kunterbuntdrink

Anwendungsgebiete
zur Entschlackung und Entwässerung, zur Stärkung der Abwehrkräfte

Zutaten für 2 Gläser
3 Radieschen
2 Tomaten
je 1 grüne und 1 rote Paprika
Meerrettich

Zubereitung
Das Gemüse entsaften und den Saft mit Meerrettich abschmecken.

Meerrettichsaftrezept

Tomato Joe

Anwendungsgebiete
Entwässerung und Entschlackung

Zutaten für 4 Gläser
500 ml Tomatensaft
1 TL geriebener Meerrettich
2 TL Zucker
2 Eigelb
Salz
Pfeffer

Zubereitung
Den Saft mit Eigelb im Mixer vermischen und mit den anderen Zutaten abschmecken.

Rettichsaftrezept

Flotter Rettich

Anwendungsgebiete
Rheuma, Gicht

Zutaten für 4 Gläser
1 Rettich
2 Äpfel
4 TL Sahne
1 TL Zucker
100 ml Apfelsaft

Zubereitung
Rettich und Äpfel im Mixer zerkleinern. Sahne, Zucker, Apfelsaft zugeben und alles mischen.

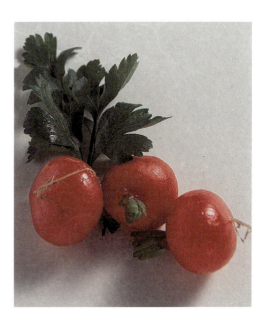

Gemüsesäfte – pikante Drinks für alle Fälle

Rote Bete

Die einen lieben sie, den anderen graut es davor. Bei der Roten Bete scheiden sich die Geister. Fest steht jedoch, dass sie sehr gesund ist. Drei Gläser Rote-Bete-Saft täglich, kämpfen jede Erkältung nieder – sagt man. Auf alle Fälle stärkt sie die Abwehrkräfte, unterstützt die Sehkraft und reinigt das Blut. Für alle tapferen Rote-Bete-Fans sind das doch wahrlich gute Nachrichten.

Käufliche Safterzeugnisse
Rote-Bete-Saft finden Sie als Direktsaft im Angebot.

Eigene Herstellung
Das lohnt sich kaum, denn die Rote Bete macht ihrem Namen alle Ehre und ziemlich viel Arbeit. Zudem hinterlässt sie hässliche rote Flecken.

Inhaltsstoffe auf einen Blick

Wichtige Vitamine		
Folsäure	74	µg
Niacin	0,42	mg
Vitamin A	2	µg
Vitamin B$_1$	0,03	mg
Vitamin B$_2$	0,04	mg
Vitamin B$_6$	0,05	mg
Vitamin C	10	mg
Vitamin E	0,04	mg

Wichtige Mineralstoffe		
Eisen	0,8	mg
Kalium	350	mg
Kalzium	30	mg
Magnesium	20	mg
Phosphor	40	mg

Wirkungen des Rote-Bete-Safts
- stärkt das Immunsystem
- wirkt antibakteriell
- reinigt das Blut und unterstützt die Blutbildung
- regt Kreislauf und Stoffwechsel an
- wirkt harntreibend und verdauungsanregend
- stärkt die Nerven und das Herz

Rote-Bete-Saft-Rezepte

Nervenstark

Anwendungsgebiete
Nervosität, unreine Haut, zur Entschlackung, zur Stärkung des Herzens

Zutaten für 4 Gläser
175 g Rote Bete
175 ml Apfelsaft
250 ml Karottensaft
2 EL saure Sahne

Zubereitung
Entsaften Sie die Rote Bete und mischen Sie sie mit Apfel- und Karottensaft. Zum Schluss noch etwas saure Sahne dazugeben – und fertig ist der Zaubertrunk.

Variante
Wer es gern scharf mag, kann diesen Drink mit Meerrettich oder Tabasco würzen. Dekoriert wird das Ganze mit einem Klecks Schlagsahne, zum Umrühren verwenden Sie stilvoll eine schmale Karotte.

Rote Bete

Wurzeltrunk

Anwendungsgebiete

Erkältung, Grippe, Magen-Darm-Beschwerden, Halsschmerzen, Husten

Zutaten für 2 Gläser

150 ml Rote-Bete-Saft
100 ml Apfelsaft
2 cm Ingwerwurzel
2 cm Kalmuswurzel
40 g Pfefferminze

Zubereitung

Die Säfte mischen, die Ingwer- und Kalmuswurzeln reiben und die Pfefferminze fein hacken. Alles gut vermischen.

Rote Kraft

Anwendungsgebiete

zur Regulation der Verdauung, zur Verbesserung der Konzentrationsfähigkeit

Zutaten für 4 Gläser

200 ml Rote-Bete-Saft
150 ml Apfelsaft
300 ml Karottensaft
2 cm Ingwerwurzel, gerieben

Zubereitung

Die Säfte mischen und mit Ingwer verfeinern.

● *Mitte: Rote Kraft (auf dieser Seite)*
● *links: Sauerkraut-Tomaten-Saft (Seite 85)*
● *rechts: Sauer mal drei (Seite 84)*

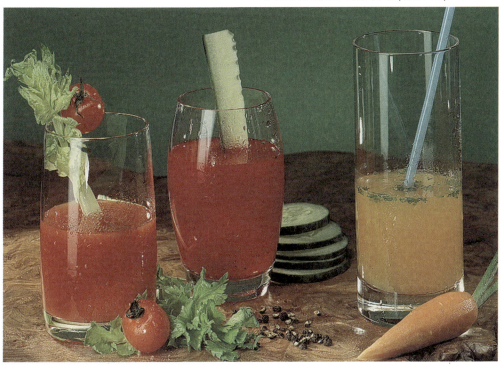

Sauerkraut

Aus eingelegtem Weißkohl wird Sauerkraut. Dieses urdeutsche Gemüse steckt voll gesunder Wirkstoffe: Zu den Vorzügen des Kohls kommen die der Gärung noch hinzu. Rohes Sauerkraut, beziehungsweise der Saft davon, ist allerdings nicht jedermanns Geschmack.

Käufliche Safterzeugnisse
Gibt es als Saft zu kaufen.

Eigene Herstellung
Das lohnt sich nicht.

Wirkungen des Sauerkrautsafts
- fördert die Verdauung und wirkt abführend
- saniert die Darmflora und entschlackt
- stärkt die Abwehrkräfte
- wirkt antibakteriell

Inhaltsstoffe auf einen Blick

Wichtige Vitamine	Folsäure	10 µg
	Niacin	0,42 mg
	Vitamin B_1	0,03 mg
	Vitamin B_2	0,04 mg
	Vitamin B_6	0,20 mg
	Vitamin C	20 mg
	Vitamin E	0,15 mg
Wichtige Mineralstoffe	Eisen	0,6 mg
	Kalium	270 mg
	Kalzium	50 mg
	Magnesium	12 mg
	Natrium	400 mg
	Phosphor	37 mg
Besondere Wirkstoffe	Der rechtsdrehenden (L +) Milchsäure verdankt das Sauerkraut seinen großen gesundheitlichen Nutzen.	

Sauerkrautsaftrezepte

Sauer mal drei

Anwendungsgebiet
Anregung der Verdauung

Zutaten für 4 Gläser
250 ml Sauerkrautsaft
250 ml Apfelsaft
10 ml Zitronensaft

Zubereitung
Die Säfte mischen und mit etwas Zitronensaft abschmecken.

Sofort-Hilfe-Trunk

Anwendungsgebiete
Verstopfung, zur Regulation der Verdauung und zur Entschlackung

Zutaten für 4 Gläser
250 ml Sauerkrautsaft
250 ml Karottensaft
Worcestersauce
Kräutersalz
Pfeffer
Kümmel

Zubereitung
Die Säfte gut mischen und mit den Gewürzen abschmecken.

Sauerkraut-Tomaten-Saft

Anwendungsgebiet

zur Entwässerung

Zutaten für 2 Gläser

200 ml Sauerkrautsaft
75 ml Tomatensaft
Kräutersalz
Kümmel
Paprikapulver

Zubereitung

Mischen Sie die Säfte und schmecken Sie das Mixgetränk mit den Gewürzen ab.

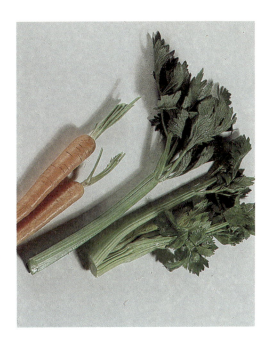

Sellerie

Er gilt als Aphrodisiakum, und dieses Urteil hat er seinem umfangreichen Vitamin- und Mineralstoffgehalt zu verdanken. Gesundheitlich bringen Sellerieknolle und -stangen die gleichen Vorteile. Die Inhaltsstoffe sind schon seit langem für ihre heilkräftige Wirkung bekannt.

Käufliche Safterzeugnisse

Selleriesaft wird als Direktsaft angeboten.

Eigene Herstellung

Es lohnt sich nur bedingt, Selleriesaft selbst herzustellen. Dafür eignen sich die Stangensellerie am besten. Sie sollten frisch und knackig sein. Lassen sich die Stangen biegen, so ist das Gemüse schon welk. Vor dem Entsaften putzen Sie die Stange unter laufendem Wasser ab. Das untere und obere Ende wird abgeschnitten und die Stange in daumenbreite Stücke geschnitten.

Inhaltsstoffe auf einen Blick

Wichtige Vitamine	Folsäure	7 µg
	Niacin	0,83 mg
	Vitamin B_1	0,04 mg
	Vitamin B_2	0,07 mg
	Vitamin B_6	0,09 mg
	Vitamin C	7 mg
	Vitamin E	0,20 mg
Wichtige Mineralstoffe	Eisen	0,50 mg
	Kalium	340 mg
	Kalzium	70 mg
	Magnesium	11 mg
	Phosphor	40 mg
Besondere Wirkstoffe	Die Wirkkraft geht vom ätherischen Sellerieöl aus. Zusätzlich sorgen verschiedene Proteine für Wohlbefinden.	

Gemüsesäfte – pikante Drinks für alle Fälle

Wirkungen des Selleriesafts
- regt den Stoffwechsel an
- hilft bei Gicht und Rheuma
- wirkt harntreibend und vorbeugend gegen Nierensteine
- senkt den Blutdruck
- regt die Gehirnfunktion an

Selleriesaftrezepte

Sellerie-Spinat-Saft

Anwendungsgebiete
Stärkung des Herzens, Förderung der Durchblutung, Kreislaufanregung

Zutaten für 4 Gläser
200 g Sellerie
300 g Spinat
20 ml Apfelsaft
1 kleine Zwiebel
1 TL Rosmarin

Zubereitung
Sellerie und Spinat entsaften. Mit Apfelsaft, Zwiebel und Rosmarin im Mixer mischen.

Selleriemix

Anwendungsgebiete
Erkältung, Grippe

Zutaten für 4 Gläser
2 Stangensellerie
2 Knoblauchzehen
7 Karotten
2 Apfel
1 Bund Petersilie

Zubereitung
Das Gemüse entsaften und mit dem Apfel- und Petersiliensaft kräftig vermischen. Dreimal täglich 250 Milliliter davon trinken.

Sellerieschlaftrunk

Anwendungsgebiet
Schlafstörungen

Zutaten für 4 Gläser
250 ml Selleriesaft
150 ml Tomatensaft
300 ml Karottensaft

Zubereitung
Die Säfte mischen und dreimal täglich ein mittelgroßes Glas (150 Milliliter) davon trinken. Vor dem Schlafengehen gibt es noch mal ein großes Glas (200 bis 250 Milliliter) extra, das wird seine Wirkung nicht verfehlen.

Carla's Special

Anwendungsgebiet
stärkt das Immunsystem

Zutaten für 4 Gläser
50 ml Selleriesaft
50 ml Karottensaft
50 ml Apfelsaft
einige Spritzer Zitronensaft
einige Petersilienblätter

Zubereitung
Die Säfte im Mixer gut verrühren und mit etwas Zitrone verfeinern. Mit den Petersilienblättern dekorieren.

Spargel

Der Spargel, so wussten es schon die alten Römer, ist ein hervorragendes Gemüse für Nierenkranke. Auch Ägypter und Griechen lernten ihn zu schätzen. Spargel gehört zu den ältesten Arzneipflanzen überhaupt. Er befreit den Körper von überflüssigem Wasser und entgiftet gleichzeitig. Ganz nebenbei ist er – als Gemüse genossen – natürlich eine Delikatesse, die nur einmal im Jahr Saison hat. Den Spargelsaft indessen kann man rund ums Jahr kaufen.

Käufliche Safterzeugnisse
Spargelsaft wird als Direktsaft das ganze Jahr über angeboten.

Eigene Herstellung
Wenn, dann lohnt sich das nur in der Saison. Allerdings ist in Säften, die auch aus dem Grün und den Wurzeln gewonnen werden, mehr von dem wichtigen Wirkstoff Aspargin enthalten.

Wirkungen des Spargelsafts
- entwässert und hilft bei Blasen- und Nierenbeschwerden
- regt den Stoffwechsel an
- hilft bei Rheuma
- hilft bei Diabetes mellitus und Herzbeschwerden
- regt die Verdauung an
- entschlackt den Darm

tipp Spargel wird von Gichtpatienten in der Regel nicht sonderlich gut vertragen.

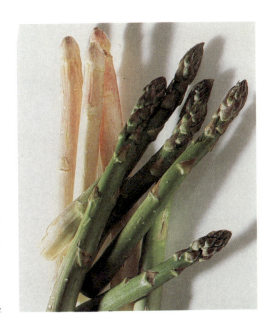

Inhaltsstoffe auf einen Blick

Wichtige Vitamine	Folsäure	73 µg
	Niacin	1,37 mg
	Vitamin A	0,01 mg
	Vitamin B1	0,11 mg
	Vitamin B2	0,12 mg
	Vitamin B6	0,06 mg
	Vitamin C	21 mg
	Vitamin E	2,10 mg
Wichtige Mineralstoffe	Eisen	1 mg
	Kalium	210 mg
	Kalzium	22 mg
	Magnesium	20 mg
	Phosphor	52 mg
Besondere Wirkstoffe	Erwähnenswert ist das Aspargin. Dieser Stoff macht den Großteil der medizinischen Wirkungskraft aus.	

Spargelsaftrezepte

Spargel-Powerdrink

Anwendungsgebiete

zur Durchblutungsförderung, zur Vorbeugung von Arterienverkalkung

Zutaten für 4 Gläser

10 Spargelstangen
(alternativ: 150 ml Spargelsaft)
20 Spinatblätter
5 Karotten (alternativ: 150 ml Karottensaft)
1 Knoblauchzehe

Zubereitung

Das Gemüse entsaften und die Säfte mischen. Dreimal täglich vor dem Essen ein Glas von dem Saft trinken.

Spargelmix

Anwendungsgebiet

zur Anregung der Nierentätigkeit

Zutaten für 4 Gläser

250 ml Karottensaft
200 ml Apfelsaft
150 ml Spargelsaft

Zubereitung

Die Säfte miteinander gut mischen.

Variante

Wer Karottensaft nicht mag, kann diese Zutat auch durch Birnensaft ersetzen. Dieser sollte mit Fruchtmark versetzt sein.

Tomate

Einst galt die Tomate als giftig und wurde nur als Zierpflanze gezüchtet. Heute weiß man es besser: Als Saft gehört sie zu den beliebtesten Gemüsesäften. Früher wurde sie auch Liebesapfel genannt, doch diesem Namen macht sie keine Ehre. Lange Zeit galt die Tomate in der Forschung als uninteressant. Doch in letzter Zeit kommen überraschende Erkenntnisse aus den Labors: Tomaten haben Inhaltsstoffe, die vor Krebs schützen.

Käufliche Safterzeugnisse

Der Tomatensaft wird in unterschiedlichen Formen angeboten.

Eigene Herstellung

Das lohnt sich nicht, bei solch einem großen Saftangebot. Allerdings ist es leicht,

Inhaltsstoffe auf einen Blick

Wichtige Vitamine	Folsäure	20 µg
	Niacin	0,73 mg
	Vitamin A	0,12 mg
	Vitamin B$_1$	0,06 mg
	Vitamin B$_2$	0,04 mg
	Vitamin B$_6$	0,10 mg
	Vitamin C	22 mg
	Vitamin E	0,93 mg
Wichtige Mineralstoffe	Eisen	0,5 mg
	Kalium	300 mg
	Kalzium	13 mg
	Magnesium	15 mg
	Phosphor	25 mg

Tomatensaft selbst herzustellen vor allem, wenn Saison ist und besonders aromatische Tomaten auf dem Markt sind.

Wirkungen des Tomatensafts
- entwässert
- stärkt die Immunabwehr
- verbessert die Durchblutung
- fördert die Verdauung
- senkt den Blutdruck

Tomatensaftrezepte

Scharfe Abwehr

Anwendungsgebiet
zur Stärkung des Immunsystems

Zutaten für 3 Gläser
300 ml Tomatensaft
40 ml Zitronensaft
1 Knoblauchzehe
Tabasco
Worcestersauce
Kräutersalz
saure Sahne

Zubereitung
Die Säfte mischen und die Knoblauchzehe auspressen. Alles gut durchmixen und – je nach Geschmack – pikant abschmecken. Mit saurer Sahne verfeinern.

Scharfe Tomate

Anwendungsgebiete
zur Stärkung des Herzens, zur Durchblutungsförderung

Zutaten für 4 Gläser
300 ml Gurke
25 g Jalapeno-Peppers
300 ml Tomatensaft
Meerrettich

Zubereitung
Gurke, Peperoni und Tomatensaft in den Mixer geben und durchpürieren. Mit Meerrettich abschmecken.

Variante
Die „Scharfe Tomate" ist natürlich ziemlich heiß. Wer das nicht so gut verträgt, sollte die Jalapeno-Peppers lieber weglassen und durch grüne Paprika ersetzen.

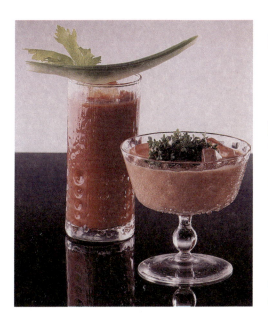

● *links: Scharfe Abwehr (auf dieser Seite)*
● *rechts: Scharfe Tomate (auf dieser Seite)*

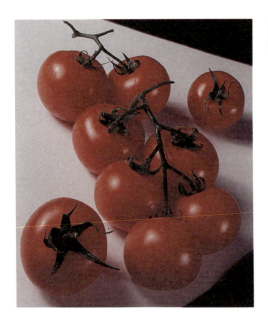

Tomatenhustensaft

Anwendungsgebiete

Bronchitis, Husten

Zutaten für 3 Gläser

200 g Tomaten
100 g Petersilie
2 grüne Paprika

Zubereitung

Das Gemüse entsaften und die Säfte mischen.

Variante

Der Saft ist zwar höchst wirkungsvoll, schmeckt aber etwas lasch. Mehr Pepp und Geschmack bekommt das Ganze, wenn man es mit Salz und Pfeffer verfeinert, besser noch mit Meerrettich und Tabasco würzt.

Zwiebel

Die scharfen Knollen gelten gemeinsam mit Knoblauch und Meerrettich als die wichtigsten pflanzlichen Heilmittel überhaupt. Die Zwiebel und der daraus gewonnene Saft haben eine hohe medizinische Wirkungskraft. Man kann mit ihr schier alles machen und immer hilft sie.

Bei den Säften nimmt die Zwiebel eine eher untergeordnete Stellung ein – und zwar deshalb, weil der rohe Saft ziemlich streng schmeckt. Mit Honig angereichert allerdings, gilt er als gut anwendbares Hustenmittel. Darüber hinaus ist Zwiebelsaft eine durchaus wichtige Zutat in gesunden Mixgetränken.

Käufliche Safterzeugnisse

Zwiebelsaft wird als Frischpflanzen-Presssaft angeboten.

Inhaltsstoffe auf einen Blick

Wichtige Vitamine	Folsäure	13	µg
	Niacin	0,50	mg
	Vitamin A	0,01	mg
	Vitamin B_1	0,04	mg
	Vitamin B_2	0,04	mg
	Vitamin B_6	0,12	mg
	Vitamin C	10	mg
	Vitamin E	0,15	mg
Wichtige Mineralstoffe	Eisen	0,5	mg
	Kalium	170	mg
	Kalzium	31	mg
	Magnesium	10	mg
	Phosphor	40	mg

Eigene Herstellung

Das lohnt sich nicht. Allerdings entsaftet man die Zwiebel selbst, wenn sie in Mixrezepten verwendet wird.

Wirkungen des Zwiebelsafts

- beugt vor bei Herz-Kreislauf-Erkrankungen
- senkt den Cholesterinspiegel im Blut
- senkt den Blutdruck
- wirkt antibakteriell und entzündungshemmend
- stärkt das Immunsystem
- reinigt das Blut
- wirkt verdauungsfördernd und harntreibend

Zwiebelsaftrezepte

Zwiebel-Knoblauch-Saft

Anwendungsgebiete
Bluthochdruck, Durchblutungsstörungen

Zutaten für 4 Gläser
3 Zwiebeln
4 Knoblauchzehen
2 Äpfel
300 ml Karottensaft

Zubereitung
Zwiebeln, Knoblauch und Äpfel entsaften und mit dem Karottensaft mischen. Dreimal täglich 250 Milliliter trinken.

Variante
Der Zwiebelsaft wirkt zusätzlich entwässernd, wenn man ihm einen Bund fein gehackte Petersilie zugibt.

Zwiebelmix

Anwendungsgebiet
zur Stärkung der Abwehrkräfte

Zutaten für 4 Gläser
$1/2$ Zwiebel
200 g Spinat
100 ml Tomatensaft
150 ml Karottensaft
2 EL saure Sahne

Zubereitung
Zwiebel und Spinat entsaften und mit den Säften mischen. Dann die Sahne in den Mixer geben und unterrühren.

tipp Gegen Husten hilft Zwiebelsirup. Für die Erstellung klein gehackte Zwiebeln mit Zucker einen Tag stehen lassen, danach entsaften.

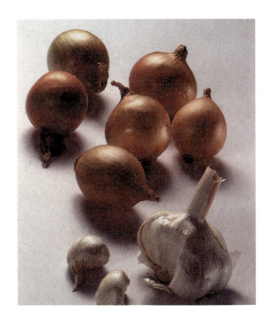

Kräuter und Heilpflanzen – medizinisch wertvoll

Als Heiltee zubereitet, kennt sie jeder. Doch nur wenige wissen, dass sich manche Pflanzen auch zur Saftherstellung eignen. Natürlich ist das dann kein „normales" Getränk, sondern in aller Regel ein durchaus wirksames Arzneimittel. Kräuter und Heilpflanzen sind als Frischpflanzen-Presssaft auf dem Markt. Zumeist sind diese in Reformhäusern und Apotheken erhältlich. Manches Pflänzchen ist als Beigabe in heilsamen Frucht- oder Gemüsemixsäften besonders wirksam.

Mit Obst und Gemüsesäften an sich kann man zwar bestimmte Beschwerden beeinflussen, aber zur Erzielung einer ausreichenden Wirkung genügen sie zumeist nicht. Bei Heilkräuter-Presssäften ist das durchaus anders. Deshalb sollten sie stets nur mit Bedacht und bei entsprechender Notwendigkeit angewendet werden. Das gilt natürlich nicht für alle: Manche sind einfach so gesunde Allrounder – wie beispielsweise der Knoblauch oder die Petersilie. Andere wiederum sind in ihrer medizinischen Wirkkraft anerkannt – zum Beispiel den Sonnenhut oder das Johanniskraut, aber auch mit Nebenwirkungen belastet.

Für fröhlich saftigen Genuss sind also nicht alle Heilpflanzen geeignet, dafür helfen sie gegen bestimmte Beschwerden äußerst wirkungsvoll.

Nun ist es aber vielleicht so, dass Ihnen manche Rezepte auf den folgenden Seiten besonders gut gefallen, auch ohne dass Sie unter den möglichen Beschwerden leiden. Um sie trotzdem zu genießen, ohne irgendwelche Risiken einzugehen, können Sie die heilsamen Frischpflanzen-Presssäfte bei den Zutaten einfach weglassen.

Andorn

Andorn stammt ursprünglich aus Südeuropa, wo er in der Volksmedizin hilfreich bei Tuberkulose und Malaria eingesetzt wurde. Auch die Anwendung bei Leber- und Gallenblasenproblemen ist schon seit langem bekannt und anerkannt.

Das Kraut des Andorns wird seit über hundert Jahren als Lungenmittel geschätzt, weil sein hoher Bitterstoffanteil nicht nur schleimlösend und auswurfförderend bei Husten und Bronchitis wirkt, sondern auch den gesamten Organismus stärkt. Als Saft zubereitet, hilft Andorn auch bei Verdauungsstörungen, bei Blähungen und bei Völlegefühl.

Käufliche Safterzeugnisse

Andornsaft wird als Frischpflanzen-Presssaft angeboten.

Wirkungen des Andornsafts

- stärkt die Abwehrkräfte
- hilft gegen Husten und Bronchitis
- lindert Verdauungsstörungen und Blähungen
- regt den Gallenfluss an und unterstützt die Leber

Inhaltsstoffe auf einen Blick

Bitter- und Gerbstoffe
Flavonoide
ätherisches Öl
Vitamin C

Andornsaftrezept

Grüner Eistee

Anwendungsgebiet
drohende Erkältung, zur Stärkung der Abwehrkräfte

Zutaten für 2 Gläser
250 ml grüner Tee
2 TL Andornsaft

Zubereitung
Bereiten Sie eine große Tasse grünen Tee zu und lassen sie auskühlen. Dann mit Andornsaft mischen. Zweimal täglich eine Tasse trinken.

Baldrian

Schon die Griechen und Römer schätzten den Baldrian als nervenschonendes und ausgleichendes Mittel. Sie setzten es bei Frauenleiden erfolgreich ein.

Die Wurzel des Baldrians beruhigt und fördert den gesunden Schlaf. Im Gegensatz zu vielen anderen pflanzlichen Beruhigungsmitteln jedoch haben die heilsamen Inhaltsstoffe keinen Einfluss auf die Konzentrationsfähigkeit. Er gehört zu den ausgleichenden Heilmitteln, hilft bei Nervosität und Anspannung, gegen Schlafstörungen und Wechseljahrsbeschwerden.

tipp Baldriansaft hat einen strengen Geschmack. Mischen Sie ihn deshalb beispielsweise mit Apfelsaft oder enem anderen Saft.

Inhaltsstoffe auf einen Blick

ätherisches Öl
Gerbstoffe
Alkaloide

Käufliche Safterzeugnisse
Baldriansaft gibt es als Frischpflanzen-Presssaft.

Wirkungen des Baldriansafts
- löst Nervosität und Angstzustände
- lindert Anspannungen, Schlafstörungen
- hilft bei nervösen Magen- und Herzbeschwerden
- mildert die Begleiterscheinungen in den Wechseljahren

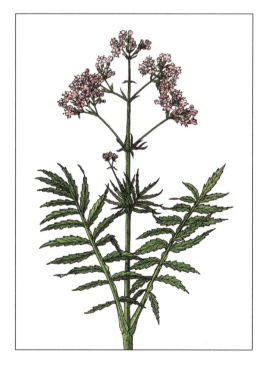

Baldriansaftrezepte

Soft 'n' Lazy

Anwendungsgebiete
Nervosität und Schlafstörungen

Zutaten für 3 Gläser
100 ml Aprikosensaft
100 ml Grapefruitsaft
3 TL Baldriansaft
1/2 TL Vanillezucker
100 ml Mineralwasser

Zubereitung
Mischen Sie zunächst die Obstsäfte, dann fügen Sie den Baldriansaft und den Vanillezucker zu. In Gläser geben und mit Mineralwasser auffüllen.

Soft Drink

Anwendungsgebiet
nervöse Magen-Darm-Beschwerden

Zutaten für 2 Gläser
100 ml Birnensaft
100 ml Aprikosensaft
3 TL Baldriansaft

Zubereitung
Mischen Sie die Obstsäfte und fügen Sie erst zum Schluß den Baldriansaft hinzu. Alles sorgsam mischen.

Variante
Anstelle von Birnen- und Aprikosensaft können Sie auch einen – möglichst zuckerfreien – Multivitaminsaft verwenden.

Birke

Die Blätter der Birke sind für ihre harntreibende Wirkung bekannt. Sie werden traditionell bei Blasenentzündungen eingesetzt, helfen aber auch bei Rheuma und Gicht. Die Inhaltsstoffe haben eine stoffwechselanregende Wirkung, sodass sie zur Blutreinigung und zur Entwässerung eingesetzt werden.

Käufliche Safterzeugnisse
Birkensaft gibt es als Frischpflanzen-Presssaft.

Wirkungen des Birkensafts
- wirkt harntreibend und entwässernd
- regt den Stoffwechsel an, vor allem bei Rheuma und Gicht
- hilft bei Blasenentzündung
- entwässert er das Gewebe
- reinigt das Blut

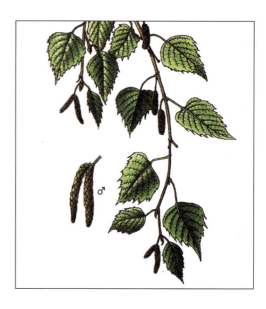

Inhaltsstoffe auf einen Blick

Flavonoide
Saponine
ätherisches Öl
Gerbstoffe
Vitamine, vor allem Vitamin C

Birkensaftrezepte

Roter Birkensaft

Anwendungsgebiet

regt den Stoffwechsel an

Zutaten für 3 Gläser

250 ml Tomatensaft
50 ml Birkensaft
1/2 Bund Petersilie

Zubereitung

Der Tomatensaft wird mit 50 Millilitern Birkensaft gemischt. Den Drink in Gläser füllen und mit gehackter Petersilie bestreuen.

Bunte Birke

Anwendungsgebiet

schwere Beine

Zutaten für 3 Gläser

250 ml Gemüsesaft, ungesalzen
50 ml Birkensaft

Zubereitung

Die Säfte gründlich mischen und dreimal täglich ein Glas davon trinken.

Brennnessel

Spontan wird diese Pflanze immer noch mit einem nutzlosen Unkraut gleichgesetzt. Vor rund 2000 Jahren wussten Heiler schon ihre segensreichen Inhaltsstoffe zu schätzen. In der volkstümlichen Heilkunde werden die Wurzeln und das Kraut eingesetzt. Sie gelten als bewährtes Mittel bei Prostatabeschwerden, weil sie harntreibend wirken. Auch bei Blasenentzündungen sind die Wirkstoffe hilfreich. Des Weiteren gilt Brennnessel auch seit jeher als gutes Mittel, um den Stoffwechsel umzustimmen. Das ist wichtig bei Gicht und Rheuma, aber auch bei unterschiedlichen Hauterkrankungen.

Käufliche Safterzeugnisse

Brennnesselsaft gibt es als Frischpflanzen-Presssaft.

Wirkungen des Brennnesselsafts

- entwässert und entschlackt den Körper
- hilft bei Stoffwechselerkrankungen, vor allem bei Rheuma und Gicht
- beugt Nierenerkrankungen vor
- lindert Prostatabeschwerden
- wirkt hautreinigend
- fördert die Wundheilung

Inhaltsstoffe auf einen Blick

Flavonoide
Gerbstoffe
Mineralstoffe, vor allem Kalium
Vitamine, vor allem Vitamin C
Ameisensäure
Serotonin

Brennnesselsaftrezept

Brennnessel-Früchte-Saft

Anwendungsgebiet
Prostatabeschwerden

Zutaten für 6 Gläser
30 g Brennnesselwurzel
30 frische Wacholderbeeren
15 Karotten
3 Äpfel
1 Honigmelone
1 Papaya mit Kernen

Zubereitung
Alle Zutaten entsaften und davon dreimal täglich einen Viertelliter trinken. Bei nächtlichen Beschwerden nochmals 250 Milliliter vor dem Schlafengehen trinken. Kurmäßig über mehrere Wochen durchführen.

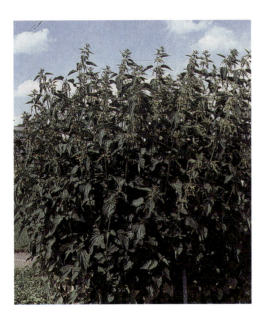

Echinacea

Der Saft des Pupursonnenhutkrauts ist ein Geheimtipp zur Stärkung der körpereigenen Abwehrkräfte, der von den Indianern Nordamerikas stammt. Inzwischen ist die stimulierende Wirkung des Immunsystems auch bei uns anerkannt und sogar die Abwehr von Viruserkrankungen konnte bewiesen werden. In jüngster Zeit mehren sich allerdings die Hinweise auf Nebenwirkungen. So sollte der Saft nicht länger als vier Wochen vorbeugend eingekommen werden. Wer Echinacea-Produkte nicht verträgt kann zur Abwehrstärkung auf Thujaextrakte ausweichen. Die Säfte des Lebensbaumes haben eine vergleichbare Wirkung.

Käufliche Safterzeugnisse
Echinaceasaft gibt es als Frischpflanzen-Presssaft.

Wirkungen des Echinaceasafts
- stärkt die körpereigenen Abwehrkräfte
- hilft vorbeugend gegen Erkältungen und Grippe
- wirkt antiviral
- lindert Entzündungen im Bereich des Mundes und der Atemwege
- hilft bei wiederkehrenden Harnwegsinfekten

Inhaltsstoffe auf einen Blick

ätherisches Öl
Bitterstoffe
Cichoriensäure: gilt als Hauptwirkstoff

Echinaceasaftrezept

Abwehr plus

Anwendungsgebiete
Erkältungskrankheiten, Grippe

Zutaten für 2 Gläser
150 ml Sauerkrautsaft
50 ml Acerolakirschsaft
2 EL Echinaceasaft

Zubereitung
Die Säfte mischen und die Mischung vorzugsweise nach dem Mittagessen trinken.

Ingwer

Die scharfe Wurzel kommt aus Asien und hat sich inzwischen auch hierzulande als wirksames Heilmittel etabliert. Vor allem bei den verschiedensten Magen-Darm-Beschwerden kann sie Linderung bringen. Ingwer kann den Cholesterinspiegel und den Blutdruck senken; er stärkt Herz und Immunsystem. Ingwer ist auch gut gegen Reiseübelkeit. Ein Stückchen davon kauen, soll richtig Wunder wirken. Er stärkt auch das Immunsystem, wenn man ihn bei der Zubereitung von Speisen verwendet.

Inhaltsstoffe auf einen Blick

ätherisches Öl
Scharfstoffe, vor allem Gingerol und Shogaole

Käufliche Safterzeugnisse
Ingwer wird selten als Tonikum angeboten.

Eigene Herstellung
Ingwersaft kann man einfach selbst herstellen. Dazu reibt man frischen Ingwer und presst den Brei durch ein Leinentuch. In vielen Obst- und Gemüsesäften wird er auch einfach gerieben zugegeben. Dabei entfaltet er seine segensreichen Inhaltsstoffe besonders gut.

Wirkungen des Ingwersafts
- löst Krämpfe und stillt Brechreiz
- regt den Appetit und die Verdauung an
- senkt den Blutdruck
- senkt den Cholesterinspiegel
- stärkt das Herz und das Immunsystem
- lindert Schmerzen
- hilft Magengeschwüre auszuheilen
- beruhigt eine gereizte Magenschleimhaut
- Reiseübelkeit lässt sich unterdrücken

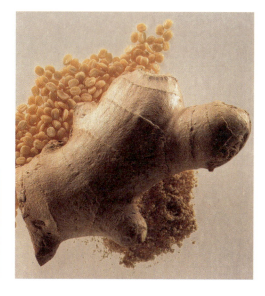

Ingwersaftezepte

Ingwersaft

Anwendungsgebiete

Bluthochdruck, erhöhter Cholesterinspiegel

Zutaten für 2 Gläser

2 cm Ingwerwurzel
1 Apfel
4 Karotten

Zubereitung

Alle Zutaten entsaften und mischen. Dreimal täglich ein kleines Glas davon trinken.

Ingwer plus

Anwendungsgebiete

Magenbeschwerden, unreine Haut

Zutaten für 3 Gläser

150 ml Apfelsaft
100 ml Karottensaft
50 ml Selleriesaft
2 cm Ingwer
1/2 Bund Petersilie

Zubereitung

Mischen Sie Apfel-, Karotten- und Selleriesaft. Reiben Sie dann die Ingwerwurzel und rühren Sie die Raspel sorgsam unter. In Gläser füllen und mit frisch gehackter Petersilie bestreuen.

Variante

Anstelle von unterschiedlichen Säften können Sie Ingwer auch in fertige Gemüse- oder Multivitaminsäfte einrühren. Das hilft beispielsweise gegen Reisekrankheit.

Johanniskraut

Schon Paracelsus schätzte das Johanniskraut als Heilmittel bei psychischen Erkrankungen. Heute zählt es zu den pflanzlichen Antidepressiva ohne Sucht- oder Gewöhnungsgefahr. Seine stimmungsaufhellenden Inhaltsstoffe finden bei leichten Depressionen, Nervosität und Anspannung Anwendung. Es ist schlaffördernd und entspannend. Vor allem Frauen in den Wechseljahren können damit vielerlei Beschwerden lindern.

Käufliche Safterzeugnisse

Johanniskrautsaft gibt es als Frischpflanzen-Presssaft.

Wirkungen des Johanniskrautsafts

- stärkt das Nervensystem, löst Ängste und Anspannungen
- wirkt stimmungsaufhellend bei leichten Depressionen
- hilft bei Wechseljahrbeschwerden
- wirkt beruhigend und schlaffördernd

Inhaltsstoffe auf einen Blick

Hypericin ist der Hauptwirkstoff
ätherisches Öl
Flavonoide
Gerbstoffe

tipp Hypericin ist ein Wirkstoff, der lichtempfindlich macht; deshalb Sonnenbäder meiden.

Johanniskrautsaftrezept

Johanniskraut-Birnen-Saft

Anwendungsgebiete

leichte Depressionen, Gereiztheit, Nervosität, Wechseljahrbeschwerden

Zutaten für 3 Gläser

150 ml Birnensaft
100 ml Aprikosensaft
50 ml Pfirsichsaft
30 ml Johanniskrautsaft

Zubereitung

Die Säfte mischen und als Kur über vier Wochen jeden Tag trinken.

Johanniskraut

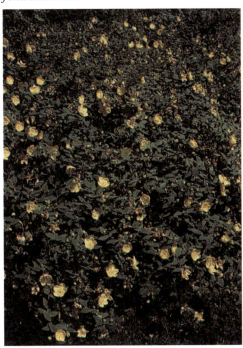

Knoblauch

In der Knolle stecken wundersame Heilkräfte. Schon zu Urzeiten verwendeten die Menschen Knoblauch, um allerlei Beschwerden zu lindern. So hängten sie beispielsweise Knoblauchkränze an die Türen, damit böse Krankheiten an ihrem Haus vorübergehen sollten. Das allein half natürlich wenig, aber der regelmäßige Verzehr tat der Gesundheit gut. Was der Volksmund besagte, konnte wissenschaftlich bestätigt werden: Knoblauch senkt den Cholesterinspiegel und den Blutdruck. Er steigert die Immunabwehr und schützt vor Infektionen. Außerdem wird die Durchblutung angeregt und der Körper entgiftet.

Käufliche Safterzeugnisse

Knoblauchsaft ist als Frischpflanzen-Presssaft erhältlich.

Eigene Herstellung

Einfach, denn, wenn man Knoblauch auspresst, hat man den wertvollen Saft. Außerdem ist roher Knoblauch auch gerieben in vielen Säften zu finden. Einzig der Geruch mag stören.

Inhaltsstoffe auf einen Blick

Allizin
ätherisches Öl
Spurenelemente wie Selen und Lithium
Vitamine, vor allem Vitamin C (15 mg) und Niacin (1,82 mg)
Mineralstoffe, vor allem Kalium (500 mg), Phosphor (135 mg) und Eisen (1,40 mg)

Wirkung des Knoblauchsafts

- stärkt die Abwehrkräfte
- senkt den Cholesterinspiegel
- senkt den Blutdruck
- fördert die Durchblutung
- stärkt das Herz und beugt Arterienverkalkung vor
- wirkt anti-bakteriell, antiviral und pilzabtötend
- entgiftet den Körper
- lindert Verdauungsbeschwerden
- desinfiziert den Darm

tipps Ein bewährtes natürliches Gegenmittel gegen Knoblauchgeruch ist die Petersilie. Eine gepresste Knoblauchzehe lindert Zahnschmerzen. Dabei das Knoblauchmus auf die schmerzende Stelle legen.

Knoblauchsaftrezept

Cholesterinsenker

Anwendungsgebiete
Bluthochdruck, erhöhter Cholesterinspiegel

Zutaten für 2 Gläser
3 Knoblauchzehen
1 Zitrone
250 g Karotten
50 g Petersilie

Zubereitung
Die Zutaten der Reihe nach entsaften und die Säfte gründlich mischen. Dreimal täglich ein kleines Glas davon trinken.

Löwenzahn

Die Zeiten, in denen Löwenzahn als Unkraut galt, sind lange vorbei. Inzwischen hat man die heilkräftige Wirkung wiederentdeckt, und so gelangt der Löwenzahn wieder zu neuem Ruhm. In der Tat können Wurzeln und Blätter einiges bewirken, vor allem aber regen sie die Nierentätigkeit und den Stoffwechsel an. Sie sind auch bei Rheuma und Gicht geeignete Mittel, um eine Entgiftung des Körpers zu erreichen.

Käufliche Safterzeugnisse
Löwenzahnsaft gibt es als Frischpflanzen-Presssaft zu kaufen.

Wirkungen des Löwenzahnsafts
- entwässert und entschlackt
- fördert den Gallenfluss
- unterstützt die Leberfunktion
- regt den Stoffwechsel an, vor allem bei Gicht und Rheuma
- hilft gegen Akne
- es können unter Umständen allergische Reaktionen auftreten, weil Löwenzahn ein Korbblütler ist
- auch nicht bei Leber- und Gallenflussbeschwerden nehmen

Inhaltsstoffe auf einen Blick

Bitter- und Gerbstoffe
Saponine
Flavonoide
ätherisches Öl
Vitamine
Mineralstoffe, vor allem Kalium

Löwenzahn

Löwenzahnsaftrezept

Löwenzahn-Karotten-Saft

Anwendungsgebiete

Blasen- und Nierenbeschwerden, Wassereinlagerungen im Gewebe (Ödeme)

Zutaten für 3 Gläser

4 EL Löwenzahnsaft
100 ml Selleriesaft
150 ml Karottensaft

Zubereitung

Die Säfte mischen und regelmäßig trinken. Nur eine kurmäßige Anwendung von Löwenzahn-Karotten-Saft über vier Wochen verspricht Erfolg.

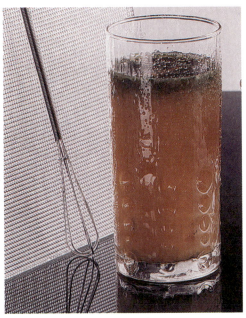

Löwenzahn-Karotten-Saft

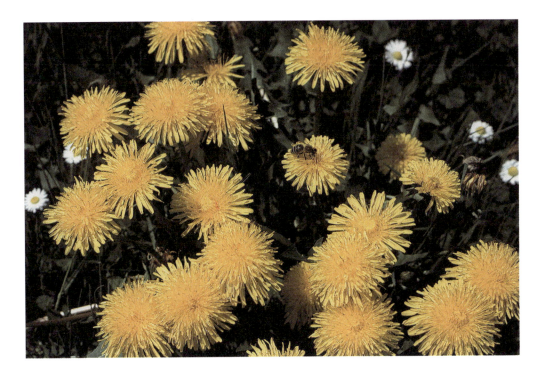

Petersilie

Eigentlich ist es schade, dass die Petersilie häufig nur noch zum Dekorieren von Speisen und Getränken verwendet wird. Denn in dem grünen Kraut steckt so viel Gesundheit und heilende Kraft. Reich an Vitaminen und Mineralstoffen, fördert es die Verdauung und den Stoffwechsel. Petersilie entwässert, entschlackt und lindert Schmerzen.

Käufliche Safterzeugnisse

Petersiliensaft kann man als Frischpflanzen-Presssaft kaufen.

Eigene Herstellung

Als Zugabe in Mixdrinks lässt sich die Petersilie einfach mit entsaften.

Wirkungen des Petersiliensafts

- entwässert und regt die Nieren an
- wirkt krampflösend bei Menstruationsbeschwerden
- fördert die Verdauung
- stärkt die Abwehrkräfte
- reinigt unreine Haut

Inhaltsstoffe auf einen Blick

ätherisches Öl
Gerbstoffe
Glykoside
Flavonoide
Vitamine, vor allem Vitamin C (90 mg) und Folsäure (110 µg)
Mineralstoffe, vor allem Kalium (480 mg) und Eisen (5,4 mg)

Petersiliensaftrezepte

Grün-Rot-Saft

Anwendungsgebiete
Blasenentzündungen, Nierenschwäche

Zutaten für 2 Gläser
50 ml Petersiliensaft
50 ml Brennnesselsaft
150 ml Kirschsaft

Zubereitung
Die Säfte mischen.

Variante
Anstatt Brennnesselsaft kann man auch Preiselbeersaft verwenden. Der Drink wird milder.

Petersilien-Karotten-Saft

Anwendungsgebiet
zur Stärkung der Abwehrkräfte

Zutaten für 3 Gläser
50 g Petersilie
400 ml Karottensaft

Zubereitung
Die Petersilie hacken, mit dem Saft mischen.

Variante
Man kann die Petersilie auch gut mit Tomatensaft oder einem fertigen Gemüsesaft mischen.

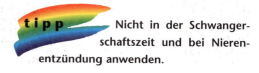 **tipp** Nicht in der Schwangerschaftszeit und bei Nierenentzündung anwenden.

Thymian

Das kräftige Kraut war schon in der Antike als Heilmittel begehrt. Der Thymian wirkt antibakteriell und desinfizierend. Er wird erfolgreich bei Erkältungen mit Husten und Halsschmerzen eingesetzt. Außerdem beruhigt er den Magen und hilft auch bei Blähungen.

Käufliche Safterzeugnisse
Thymiansaft gibt es als Frischpflanzen-Presssaft.

Wirkungen des Thymiansafts
- lindert Erkältungsbeschwerden wie Halsschmerzen und Husten
- regt den Appetit an
- hilft bei Blähungen
- beruhigt die Mundschleimhaut
- entkrampft und beruhigt den Magen

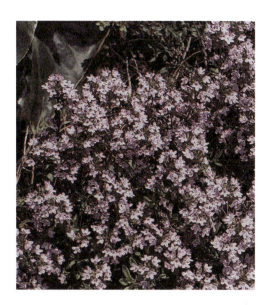

Inhaltsstoffe auf einen Blick

ätherisches Öl
Gerbstoffe
Bitterstoffe
Flavonoide

tipp Thymiansaft kann unterschiedlichen Gemüsesäften beigegeben werden.

Thymiansaftrezept

Roter Thymian

Anwendungsgebiet
Erkältung mit Husten

Zutaten für 2 Gläser
100 ml Tomatensaft
50 ml Selleriesaft
50 ml Zitronensaft
3 TL Thymiansaft

Zubereitung
Geben Sie Tomaten-, Sellerie- und Zitronensaft in den Mixer. In diesen Saftmix rühren Sie den Thymiansaft ein.

Variante
Den Mix aus Tomaten- und Selleriesaft können Sie auch durch einen handelsüblichen Gemüsesaft ersetzen.

Etwas mehr Pepp bekommt Ihr Drink, wenn Sie ihn mit einigen Spritzern Tabasco oder etwas frisch geriebenen Meerrettich würzen.

Weißdorn

Diese Heilpflanze ist hilfreich für das Herz. Sie fördert die Durchblutung in den Herzkranzgefäßen, hilft bei leichten Herzrhythmusstörungen und bei hohem Blutdruck.

Käufliche Safterzeugnisse
Weißdornsaft wird als Frischpflanzen-Presssaft verkauft.

Wirkungen des Weißdornsafts
- fördert recht kräftig die Durchblutung des Herzens
- senkt den Blutdruck
- beugt Arterienverkalkung vor
- stärkt das Herz
- die herzstärkende Wirkung tritt nur bei langfristiger Anwendung ein

Weißdornrezept

Fruchtiger Weißdorn

Anwendungsgebiete
Herzstärkung, Stärkung des Immunsystems

Zutaten für 2 Gläser
150 ml Orangensaft
50 ml Pink Grapefruitsaft
3 EL Acerolakirschsaft
3 TL Weißdornsaft
$1/2$ TL Vanillezucker

Zubereitung
Mischen Sie die Fruchtsäfte und geben Sie dann den Weißdornsaft hinzu. In Gläser füllen und mit etwas Vanillezucker bestreuen.

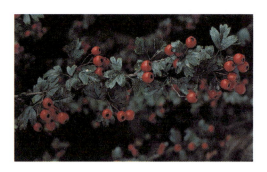

Inhaltsstoffe auf einen Blick

ätherisches Öl
Flavonoide
Gerbstoffe
Catechine
Glykoside

Schön und schlank – der Saft macht's

Man sagt ja „Wahre Schönheit kommt von innen", doch ob nun damit die geistige Schönheit oder die gesunde Ernährung gemeint ist, weiß keiner so genau. Wahrscheinlich ist es von beidem etwas, denn wer mit sich und seiner Welt zufrieden ist, strahlt das auch gegenüber anderen aus. Andererseits ist unser Äußeres auch Spiegelbild des Lebens, das wir führen. Kleine und große Sünden verzeiht uns die Haut nicht so schnell (wenn überhaupt) und so tragen wir auch unsere Stimmungen nach außen. Eine gesunde Lebensweise bedeutet im Einzelnen: Erholung und genügend Schlaf, gesunde Ernährung und ausreichende Bewegung. Alles zusammen ist ein recht simples Rezept für Schönheit und Wohlbefinden: Doch wer von uns schafft es schon, all diese Komponenten richtig zu gewichten?

Säfte können dabei helfen, nicht als Allroundheilmittel, aber doch als sinnvolle Ergänzung zur täglichen Nahrung.

Säfte sind Nahrung für Haut und Haare

Die Erkenntnis ist nicht neu: Viele Nahrungsmittel sind auch Heil- und Pflegemittel zugleich. Das beruht nicht allein auf der Tatsache, dass sich viele Nahrungsmittel auch in der natürlichen Schönheitspflege anwenden lassen, sondern ist dadurch bedingt, dass alles, was wir zu uns nehmen, den Körper insgesamt beeinflusst. Schöne Haut und glänzendes Haar, feste Fingernägel und gesunde Zähne sind das Resultat ausgewogener Ernährung. Dazu gehören auch die Obst- und Gemüsesäfte.

Früher gab es keine Kosmetikgeschäfte, und industriell hergestellte Pflegeprodukte waren unbekannt. Aber schon damals waren, vor allem die Frauen, auf Schönheit bedacht, und daraus entwickelte sich im Laufe der Zeit ein reicher Schatz an natürlichen Schönheitsrezepten. Cleopatra, die in Milch badete, ist ein frühes Beispiel. Königin Elisabeth (Sissi) von Österreich schwor auf Erdbeeren und Tomaten.

Ob innerlich oder äußerlich angewendet, als Saft gemixt oder solo – Früchte und Gemüse sind wahre Wundermittel für die Schönheit.

Von Apfel bis Zitrone – das tut gut!

Wertvolle Inhaltsstoffe wirken auch auf die äußere Hülle, auf die Haut und die Haare. Schließlich zeigen sich auch organische Erkrankungen durch Veränderungen dieser Strukturen. Aus dem Fundus natürlicher Schönheitstipps nur eine kleine Auswahl.

Apfel

Er enthält den segensreichen Ballaststoff Pektin, der vor allem die Haut pflegt. Er hilft Feuchtigkeit aufzunehmen und zu binden. Das ist vor allem bei trockener Haut und Falten besonders segensreich.

tipp Apfelschalen sollten Sie nicht wegwerfen, sondern sich mit den Innenseiten das Gesicht abreiben. Mit Wasser abwaschen.

Banane

Sie enthält vor allem Vitamin A, B und E, außerdem viele Mineralstoffe und Spurenelemente. Die darin enthaltenen Vitamine gehören zu den „Hautvitaminen", sie spenden Feuchtigkeit und sorgen für Elastizität. Besonders gut ist das für trockene Haut. Die Wirkstoffe der Schale haben sich übrigens auch hilfreich bei Warzen gezeigt. Einfach ein Stück Schale mit einem Pflaster auf der betroffenen Stelle aufkleben.

Bananencreme

Zutaten
1/4 reife Banane
1 Tl Olivenöl
1 TL Zitronensaft
1 TL Nährcreme

Zubereitung
Die Banane sorgfältig mit einer Gabel zerdrücken und dann mit Olivenöl, Zitronensaft und Nährcreme zu einer glatten Masse verrühren.

Anwendungsgebiet
trockene Haut

Erdbeeren

Die kleinen, süßen Früchtchen enthalten viele Vitamine, Mineralstoffe, Fruchtsäuren und ätherische Öle, die die Haut gesund pflegen. Sie wirken klärend bei unreiner Haut, beispielsweise bei Akne, und beruhigen empfindliche Haut.

Erdbeermaske

Zutaten
5 Erdbeeren
3 EL Apfelessig

Zubereitung
Die Erdbeeren mit einer Gabel zerdrücken und mit dem Apfelessig verrühren. Die Mischung eine Stunde ziehen lassen. Danach die Flüssigkeit abseihen und die Maske auftragen. Die beste Wirkung wird erzielt, wenn man die Maske über Nacht einwirken lässt.

Anwendungsgebiet
fettige Haut und empfindliche Haut

Gurke

Sie gehört wohl zu den bekanntesten Nahrungsmitteln, die zugleich der Schönheit dienen. Gurken haben eine straffende und reinigende Wirkung auf die Haut.

Gurkenmaske

Zutaten
1/2 Gurke
2 EL Sahne
2 EL Leinsamen

Zubereitung
Die Gurke pürieren und mit den anderen Zutaten sorgfältig mischen. Auftragen und 30 Minuten einwirken lassen. Anschließend mit lauwarmem Wasser abwaschen.

Anwendungsgebiet
fettige Haut

Karotte

Die Karotte enthält viele hautpflegende Substanzen. Innerlich angewendet, reinigt der Karottensaft den Körper und unterstützt vor allem die Leber bei der Entgiftung. Das kommt auch der Haut zugute – Akne und Pickeln wird damit vorgebeugt.

tipp Ein großes Glas Karottensaft täglich führt zu einem schönen Teint, festen Fingernägeln und kräftigem Haar.

Kartoffel

Wie vielseitig die Kartoffel ist, wird klar, wenn man sie auch unter dem Schönheitsaspekt betrachtet. Sie ist reich an Vitaminen und Mineralstoffen. Zudem enthält sie Säuren, die die Haut unterstützen.

Kartoffelmaske

Zutaten

1 Pellkartoffel
1 EL Milch
1 Eigelb

Zubereitung

Die Kartoffel zerdrücken und mit Milch und Eigelb zu einem Brei verrühren. Im Wasserbad erhitzen und so warm wie möglich auftragen. 20 Minuten einwirken lassen.

Anwendungsgebiet

alternde Haut

Sauerkraut

Sauerkraut ist gesund und tut auch der Haut auf unterschiedliche Weise gut. Es hat viele Vitamine und Mineralstoffe, außerdem Säuren, die den Säureschutzmantel der Haut beeinflussen.

Bei unreiner Haut, insbesondere im Zusammenhang mit Akne, sollte man regelmäßig Sauerkrautsaft trinken, die Wirkung ist erstaunlich.

Fit-Drink

Zutaten für 2 Gläser

150 ml Sauerkrautsaft
50 ml Acerolakirschsaft

Zubereitung

Mischen Sie die beiden Säfte und trinken Sie jeweils morgens ein bis zwei Gläser davon.

Anwendungsgebiet

Akne

Zitrone

Das knallgelbe Früchtchen hat es auch in puncto Schönheit in sich. Das Vitamin C kurbelt nämlich auch den Zellstoffwechsel der Haut an, wodurch diese elastisch und zart bleibt.

tipp Gesundes kräftiges Haar bekommt man, wenn man nach jedem Waschen die Haare mit Zitronenwasser spült.

Vitamine und Mineralstoffe für die Schönheit

Die Haut ist nicht nur bloße Hülle des Körpers, sondern auch ein hochsensibles Sinnesorgan. Damit sie stets frisch und gesund aussieht, muss sie ausreichend durchblutet werden, und die Hautzellen müssen mit Nährstoffen versorgt sein. Für all das braucht der Körper Vitamine und Mineralsstoffe. Stehen diese in ausreichendem Umfang zur Verfügung, ist der Körper mit allem versorgt, was er braucht. Wie Vitamine und Mineralstoffe auf die Schönheit wirken, erfahren Sie in dieser Übersicht. Mehr Informationen über Früchte und Gemüse, in denen diese Inhaltsstoffe zu finden sind, finden Sie im einleitenden Kapitel (siehe Tabelle auf dieser Seite).

Kleine Schönheitsfehler – so helfen Obst- und Gemüsesafte

Die Pflege des Körpers mit ganz natürlichen Mitteln ist besonders gut. Auch Säfte kommen dabei zum Einsatz – und sind oft wirkungsvoller als synthetische Mittel.

Unreine Haut und Akne

Pickel, Mitesser und Co. sind ein echtes Problem. Aber mit natürlichen Mitteln kommt man ihnen immer noch am besten bei. Wichtig ist es, die rein äußerliche Behandlung durch innerliche Saftanwendung zu unterstützen.

Vitamine und ihre Wirkung für die Schönheit

Vitamin A	Das macht die Haut zart und widerstandfähig. Es wirkt Verhornung entgegen und glättet Fältchen. Fingernägel und Haare werden kräftiger.
Vitamin B_1	Es fördert die Zellerneuerung der Haut, festigt Fingernägel und Haare.
Vitamin B_2	Durch dieses Vitamin wird die Hautatmung angeregt und die Zellerneuerung unterstützt. Außerdem reguliert sich dadurch die Produktion der Talgdrüsen.
Vitamin C	Festigt das Bindegewebe, stärkt Fingernägel und Zahnfleisch. Die Haut wird sauber und glatt.
Vitamin D	Fördert den Haarwuchs und die Zellerneuerung, außerdem wirkt es entzündungshemmend.
Vitamin E	Hilft der Haut, Feuchtigkeit zu speichern. Verbessert die Durchblutung und die Sauerstoffversorgung der Haut. Es kräftigt die Haut und wirkt der Alterung entgegen.
Kalzium	Kräftigt die Haut, fördert die Durchblutung und den Haarwuchs.
Magnesium	Stärkt die Haare und macht die Haut elastischer.
Eisen	Ist für den Sauerstofftransport im Blut und zu allen Zellen zuständig.

- Entzündete Hautstellen kann man mit aufgeschnittenem Knoblauch wirkungsvoll behandeln.
- Eine Kur mit Zwiebelsaft klärt die Haut.

Zwiebelsaftkur

Drei Wochen lang täglich ein Schnapsglas frisch gepressten Zwiebelsaft vor den Hauptmahlzeiten trinken.

- Gegen unreine Haut hilft auch ein Zitronenbad.

Zitronenbad

Acht Zitronen aufschneiden und in heißes Wasser legen. Nach zwei Stunden abseihen und das Zitronenwasser zum Badewasser geben.

- Zahlreiche Saftideen, die gegen Akne und unreine Haut helfen, finden Sie in den ersten vier Kapiteln.

Akne-Prophylaxedrink

Zutaten

1 Ananas
1/2 Gurke
2 Äpfel

Zubereitung

Die Zutaten entsaften und dreimal täglich ein Glas davon trinken.

Dieses Saftrezept zeigt natürlich nur dann Wirkung bei Akne und unreiner Haut, wenn man es regelmäßig und über einen längeren Zeitraum anwendet.

Die Haut im Alter

Im Alter braucht die Haut besondere Pflege, natürliche Mittel sind dabei am besten.

- Altersbedingte Hautflecken verblassen, wenn man sie mit einer Mischung aus einem Teelöffel Zwiebelsaft und zwei Esslöffeln Apfelessig betupft. Abends auftragen, dann über Nacht einwirken lassen und erst man am Morgen abwaschen.
- Faltige Haut lässt sich mit Karottensaft behandeln. Frisch gepressten Saft mit Watte auftragen und trocknen lassen.
- Ebenso wirkungsvoll soll frisch-gepresster Kirschsaft sein.
- Eine pflegende Maske kann man sich aus einem geriebenen Apfel und einem Teelöffel Honig rühren.
- Straffere Haut verspricht auch die folgende Saftmischung:

Straffe-Haut-Mix

Zutaten

200 g Spargel
300 g Karotten
150 g frische Spinatblätter
100 g Äpfel

Zubereitung

Alle Zutaten entsaften und kurmäßig trinken.

tipp Bei allen Hautproblemen müssen Säfte „kurmäßig" angewendet werden. Das heißt vier Wochen lang täglich trinken.

Raue Haut, trockene Hände und Cellulitis

Nicht schlimm, aber lästig. Nur gut, dass es da natürliche Pflege gibt:

Raue Haut
Raue Haut ist ein Fall für den Zitronensaft. Dazu erwärmt man zwei Esslöffel Honig im Wasserbad und gibt einen Esslöffel frisch gepressten Zitronensaft hinzu. Auftragen und 20 Minuten einwirken lassen.

Trockene Hände
Trockene Hände brauchen Öl: Mischen Sie einen Esslöffel Olivenöl mit einem Esslöffel Apfelessig und Apfelsaft.

Cellulitis-Drink

Zutanen

3 Blutorangen
1 Grapefruit
1 Papaya mit Kernen

Zubereitung

Die Zutaten entsaften und jeweils 50 Milliliter vor den Mahlzeiten trinken.

Schöne Fingernägel

Die Hände sind die Visitenkarte eines Menschen. Unter brüchigen Fingernägeln leiden jedoch viele.
Für Abhilfe kann Karottensaft sorgen, der aber nur dann wirkt, wenn man ihn regelmäßig trinkt. Darüber hinaus können die nachfolgend beschriebenen Säfte beim Aufbau fester Fingernägel helfen.

Tropische Schönheit

Zutaten für 6 Gläser

250 g Papaya
100 ml Maracujasaft
150 ml Ananassaft
150 ml Mangosaft
150 ml Mineralwasser

Zubereitung

Papaya entsaften und im Mixer mit den Säften sowie dem Mineralwasser mischen.

Melonen-Kiwi-Drink

Zutaten für 4 Gläser

1 Honigmelone
2 Kiwis
100 g Erdbeeren
1 Orange

Zubereitung

Die Früchte entsaften und die erhaltenen Flüssigkeiten mischen.

Rund um die Augen

Da muss man vorsichtig sein und sollte nur dann, wenn sicher keine Entzündungen im Spiel sind, zu Hausmitteln greifen.
- Dicke, geschwollene Augen am Morgen verschwinden schnell, wenn man rohe Kartoffeln ausschabt und den Brei als Kompresse auf die Augen legt.
- Petersiliensaft soll gegen Augenringe helfen.
- Kaltes Wasser ohne jegliche Zusätze ist immer noch das effektivste Mittel, verquollene Augen zu beruhigen.

Rund um die Beine

Schöne Beine hätten viele Menschen gerne. Mit Säften kann man – innerlich und äußerlich – viel dafür tun:

- Eine regelmäßige Packung gegen lästige Hornhaut.

Fußpackung
Mischt man eine Papaya mit zwei Esslöffeln Olivenöl, so hat man eine schöne Packung für die Füße. Zehn Minuten einwirken lassen und dann abwaschen. Bei regelmäßiger Anwendung (zweimal pro Woche) verschwindet lästige Hornhaut fast von alleine.

- Verhornte Stellen kann man auch regelmäßig mit Zwiebelsaft betupfen.
- Schweißfüße badet man am besten in Apfelessigwasser. Hierzu Wasser und Apfelessig im Verhältnis 2:1 mischen.

Schönes Haar

Kuren und Spülungen mit Säften tun den Haaren gut. Aber auch innerlich angewendet, können Säfte helfen.

Für kräftiges Haar sorgen folgende Drinks:

AKIP-Saft

Zutaten für 2 Gläser
3 Äpfel
2 Karotten
1,5 cm Ingwerwurzel
1 Bund Petersilie

Zubereitung
Die Zutaten entsaften und diese Mischung regelmäßig trinken.

Florida

Zutaten für 3 Gläser
1 Grapefruit
2 Karotten
1 Honigmelone
1 EL Ingwer, gerieben

Zubereitung
Die Zutaten entsaften und mit dem geriebenen Ingwer mischen.

Variante
Statt Karotten kann man auch Orangensaft in diesem Rezept verwenden.

Nur das Allerbeste für die Haare steckt in diesem Rezept:

Hairdrink

Zutaten für 4 Gläser
300 ml Birnensaft
100 ml Apfelsaft
100 ml Karottensaft
1 TL Ingwer, gerieben

Zubereitung
Die Säfte mit dem Ingwer mischen.

Als Haarspülung setzt man folgende Säfte ein, um das Haar zu kräftigen und zu schützen:

- Brennnesselsaft
- Zitronensaft
- Birkensaft

Safttage – entschlacken, entgiften, entwässern

Um fit und gesund zu sein, brauchen wir einen Organismus, der problemlos funktioniert. Doch im Laufe der Zeit bleiben Giftstoffe und Schlacken im Körper zurück, die die reibungslosen Abläufe stören. So wie schon ein Sandkorn im Getriebe den ganzen Mechanismus aus dem Gleichgewicht bringen kann, so behindern Schadstoffe die normalen Stoffwechselvorgänge.

Zu viel und zu üppig, zu schnell, zu fett und zu salzig, zu süß und zu sauer, zu viel Alkohol und zu wenig Flüssigkeit – unser tägliches Leben und Essen ist von Extremen geprägt. Das Mittelmaß – denn darauf ist unser Körper ausgerichtet – finden wir nur noch selten. Mäßigung wäre eine Möglichkeit, den Körper sinnvoll zu entlasten, eine andere ist es, ihn von Altlasten zu befreien und einen Neuanfang zu machen. Entgiftungs- und Entschlackungstage sind eine sinnvolle Möglichkeit, im Körper das verlorene Gleichgewicht wieder herzustellen. Zugleich geben sie dem Organismus eine Chance, Magen-Darm-Beschwerden und Stoffwechselerkrankungen selbst zu regulieren oder die Folgen schlechter Verdauung und zunehmender Verschlackung – beispielsweise Rheuma, Kopfschmerzen und Allergien – zu mildern.

In diesem letzten Abschnitt des Buches wird gezeigt, wie die Säfte Sie in Ihren Bemühungen unterstützen können. Ein Hinweis allerdings vorweg: Menschen, die unter Rheuma, Gicht oder Diabetes mellitus leiden, die chronische Magen-Darm-Beschwerden oder andere Stoffwechseler-

Welche Säfte sind wofür besonders gut geeignet?

Entgiftung	Apfelsaft, Aprikosensaft, Artischockensaft, Kirschsaft, Knoblauchsaft, Meerrettichsaft, Pfirsichsaft, Sauerkrautsaft, Zitronensaft
Entschlackung	Ananassaft, Andornsaft, Apfelsaft, Aprikosensaft, Birnensaft, Brombeersaft, Erdbeersaft, Fenchelsaft, Grapefruitsaft, Gurkensaft, Kartoffelsaft, Kiwisaft, Knoblauchsaft, Löwenzahnsaft, Mangosaft, Melonensaft, Orangensaft, Papayasaft, Petersiliensaft, Pfirsichsaft, Pflaumensaft, Rote-Bete-Saft, Sauerkrautsaft, Tomatensaft, Traubensaft, Zwiebelsaft
Entwässerung	Ananassaft, Apfelsaft, Aprikosensaft, Artischockensaft, Birkensaft, Birnensaft, Brennnesselsaft, Brombeersaft, Echinaceasaft, Kartoffelsaft, Kirschsaft, Kiwisaft, Löwenzahnsaft, Mangosaft, Petersiliensaft, Pfirsichsaft, Preiselbeersaft, Radieschensaft, Rettichsaft, Rote-Bete-Saft, Selleriesaft, Spargelsaft, Tomatensaft, Wassermelonensaft, Zwiebelsaft

krankungen haben, müssen vor allen Safttagen mit ihrem Arzt sprechen. Manches darf nicht und anderes darf nur unter ärztlicher Aufsicht durchgeführt werden, um Komplikationen zu vermeiden.

Gesunde Menschen können mit Säften nach Belieben agieren – und da Vorbeugen immer noch besser als Heilen ist, bietet sich hier eine ideale Möglichkeit (siehe Tabelle).

Natürlich lassen sich Säfte nach Belieben einsetzen, zum Beispiel im Rahmen so genannter Safttage oder bei Kurzfastenkuren. Zwar ist es dann nicht so, dass man mit Null Kalorien durch den Tag kommt, aber bei einer Höchstmenge von 750 Millilitern Saft erreicht man auch eine drastische Verminderung der Kalorienzufuhr. Darüber hinaus nimmt man an solchen Tagen nur Kräutertees und Wasser zu sich, um die Ausschwemmung von vorhandenen Gift- und Schlackenstoffen zu erhöhen. Die Gesamtmenge der Säfte sollte sich in 600 Milliliter Obst- oder Gemüsesäfte und 150 Milliliter Kräutersäfte unterteilen. Besonders die Krutersäfte haben eine sehr hohe Wirksamkeit.

Die Säfte sollten über den ganzen Tag verteilt jeweils langsam und schluckweise getrunken werden. Es ist auch nützlich, sie mit Wasser zu verdünnen. Frisch gepresster Saft ohne Zucker oder Salzzusätze ist natürlich die beste Variante.

Zum Schluss noch ein spezieller Entschlackungscocktail:

Entschlackungscocktail

Zutaten

1 Bund Petersilie
4 Karotten
1 Apfel
2 Stangen Sellerie
$1/4$ Rettich
1 TL Artischockensaft

Zubereitung

Zunächst die rohen Zutaten entsaften und dann mit dem Artischockensaft gründlich mischen. An Safttagen sollten Sie diese Menge einmal täglich trinken. Das bringt den gesamten Organismus, also Verdauung, Stoffwechsel und Nieren in Schwung.

Anhang –
So helfen Säfte und Saftmixgetränke

Beschwerden/ Anwendungsgebiet	Safttipp
Abwehrkräfte steigern	Abwehr plus
Abwehrkick
Acerolakirschsaft
A-K-O-Saft
Ananassaft
Andornsaft
Anginasaft
Antigrippedrink
Apfelsaft
Beerenstarke
Immunpower
Brombeerpunsch
Brombeersaft
Carla's Special
Echinaceasaft
Erdbeersaft
Erdbeerschlummertrunk
Erkältungskiller
Fit-durch-den-Winter-Drink
Fresh Kiwi
Fruchtiger Weißdorn
Grapefruitsaft
Grüner Eistee
Grün-Gelb-Rot-Saft
Herbstsaft
Honigmelonesaft
Ingwersaft
Karottensaft
Kirschsaftpower
Kiwisaft
Knoblauchsaft
Kunterbuntdrink
Maracujasaft
M-M-Saft
Orangen-Ananas-Saft

Beschwerden/ Anwendungsgebiet	Safttipp
Abwehrkräfte steigern	Orangensaft
Papaya-Grapefruit-Drink
Paprikasaft
Paprikaduo
Petersilie-Karotten-Saft
Petersiliensaft
Pfirsich-Mandel-Trunk
Powerdrink
Rote-Bete-Saft
Rotkohldrink
Sauerdrink
Sauerkrautsaft
Scharfe Abwehr
Schwarzer Johannisbeersaft
Tomatensaft
Traubenkraft
Traubensaft rot-weiß
Tropisches Duo
Tropische Vier
Vitamin-C-Kick
Zitronensaft
Zwei-P-Saft
Zwiebelmix
Zwiebelsaft
Akne	Ananas-Apfel-Saft
Brennnesselsaft
Erdbeersaft
Exotischer Schönheitstrunk
Fit-Drink
Karottensaft
Kirschsaft

Anhang – So helfen Säfte und Saftmixgetränke

Beschwerden/ Anwendungsgebiet	Safttipp
Akne	KKP-Saft
Kohlsaft
Löwenzahnsaft
Mangosaft
M-M-Saft
Schönheitstrunk
Zitronensaft
Appetitlosigkeit	Ananassaft
Apfelsaft
Guten Appetit
Ingwersaft
Pflaumensaft
Thymiansaft
Zitronensaft
Arterienverkalkung	Grapefruitsaft
Heidelbeersaft
Knoblauchsaft
Spargel-Powerdrink
Traubensaft
Weißdornsaft
Zwei-P-Saft
Arthritis	Ananassaft
Prickelndes
Kirschvergnügen
Rosa-Rot-Drink
Beine, schwere	Birkensaft
Blueberry-Mix
Bunte Birke
Kiwi-Ananas-Saft
Löwenzahn-Karotten-Saft
Löwenzahnsaft
Popeyetrunk
Tomato Joe

Beschwerden/ Anwendungsgebiet	Safttipp
Blähungen	Andornsaft
Artischockensaft
Bananensaft
Durchfallmix
Enzymcocktail
Fenchelsaft
Thymiansaft
Blasenbeschwerden	Beerentrio
Birkensaft
Erdbeersaft
Gemüsemix
Grün-Rot-Saft
Heidelbeersaft
Johannisbeeren-Papaya-Saft
Löwenzahn-Karotten-Saft
Löwenzahnsaft
P-A-K-Saft
Petersilienensaft
Preiselbeerensaft
Preiselbeer-Trauben-Saft
Spargelsaft
Zitrusmix
Blutbildung	Aprikosensaft
Heidelbeersaft
Karottensaft
Kirschsaft
Mangosaft
Rote-Bete-Saft
Rotkohlsaft
Blutreinigung	Birkensaft
Brennnesselsaft
Kirschsaft

Beschwerden/ Anwendungsgebiet	Safttipp
Blutreinigung	Nervenstark Rote-Bete-Saft Zwiebeln
Bluthochdruck	Artischockensaft Cholesterinsenker Cool-down-Drink Drei A Dreimal K Ingwersaft Kartoffelsaft Knoblauchsaft Radieschensaft Rote Variationen Selleriesaft Tomatensaft Trauben-Grapefruit-Mix Weißdornsaft Zitronen-Zucker-Wasser Zwiebel-Knoblauch-Saft Zwiebelsaft
Bronchitis, Husten	Andornsaft Echinaceasaft Es grünt so grün Fenchelsaft Rettichsaft Thymiansaft Tomatenhustensaft Zitronen-Apfel-Ingwer-Saft Zitronensaft Zwiebelsirup

Beschwerden/ Anwendungsgebiet	Safttipp
Cholesterinspiegel, erhöhter	Ananas-Zitronen-Trunk Artischocken-Karotten-Saft Artischockensaft Bananensaft Cholesterinsenker Dreimal K Grapefruitsaft Ingwersaft Karottensaft Kartoffel-Ingwer-Saft Kiwisaft Knoblauchsaft Orangensaft Zwiebelsaft
Diabetes mellitus	Artischockensaft Gemüsemix Grapefruitsaft Gurkensaft Spargelsaft Vitamin-C-Kick
Durchblutungsstörungen	Ananas-Apfel-Saft Artischockensaft Ein Herz für Paprika Fenchelsaft Herzkraft Knoblauchsaft Paprikasaft Scharfe Tomate Sellerie-Spinat-Saft Spargel-Powerdrink Stärkungstrunk Tomatensaft Weißdornsaft

Anhang – So helfen Säfte und Saftmixgetränke

Beschwerden/Anwendungsgebiet	Safttipp
Durchblutungsstörungen	Zwei-P-Saft Zwiebel-Knoblauch-Saft
Durchfall	Affenmix Apfel-Mandarinen-Mix Bananen-Apfel-Mix Bananensaft Durchfallmix Heidelbeerensaft Kaliumkick Orangensaft Preiselbeerensaft Schwarzer-Johannisbeeren-Saft
Entgiftung des Körpers	Apfelsaft Aprikosensaft Artischocken-Karotten-Saft Artischockensaft Birnensaft Kirschsaft Knoblauchsaft Pfirsichsaft Sauerkrautsaft Tomato Joe Zitronensaft
Entspannungsförderung	A-H-A-Saft Apfelsaft Bananensaft Johanniskrautsaft Karottensaft

Beschwerden/Anwendungsgebiet	Safttipp
Erkältung	Antigrippedrink Echinaceasaft Erkältungskiller Erkältungssaft Fenchelsaft Grüner Eistee Heiße Kirsche Maracuja-Grapefruit-Mix Orangensaft Papaya-Apfel-Saft Rote-Bete-Saft Roter Thymian Schwarzer-Johannisbeer-Saft Selleriemix Thymiansaft Wurzeltrunk Zitronensaft
Erschöpfungszustände	A-H-A-Saft A-K-O-Saft Aprikosensaft Baldriansaft Bananen-Ananas-Saft Bananensaft Bananen-Trauben-Saft Energy Plus Gute-Laune-Saft Johanniskrautsaft Karottensaft Mangosaft Nervenstark Powerdrink Preiselbeeren-Brombeeren-Mix

Anhang – So helfen Säfte und Saftmixgetränke

Beschwerden/ Anwendungsgebiet	Safttipp
Erschöpfungszustände	Traubensaft Traubensaft rot-weiß Tutti-Frutti-Mix Zitronen-Apfel-Mix
Fieber	Mango-Apfel-Trunk Papaya-Apfel-Saft Schwarzer-Johannisbeer-Saft Zitronensaft
Gallenbeschwerden	Andornsaft Artischocken-Karotten-Saft Artischockensaft Birne mit Kiwi Löwenzahnsaft Rettichsaft
Gicht	Aprikosensaft Birkensaft Brennnesselsaft Flotter Rettich Gurkensaft Kirschsaft Löwenzahnsaft Mango-Papaya-Ananas-Drink Meerrettich Prickelndes Kirschvergnügen Rettichsaft Selleriesaft Zitronensaft

Beschwerden/ Anwendungsgebiet	Safttipp
Grippe	Antigrippedrink Echinaceasaft Erkältungskiller Erkältungssaft Fenchelsaft Heiße Kirsche Maracuja-Grapefruit-Mix Orangensaft Papaya-Apfel-Saft Selleriemix Thymiansaft Wurzeltrunk Zitronen-Apfel-Saft Zitronensaft
Halsschmerzen, Angina, Heiserkeit	Ananassaft Anginasaft Echinaceasaft Halswehsaft Rettichsaft Schwarzer-Johannisbeer-Saft Thymiansaft Zitronensaft
Haut, unreine	Acerolakirschsaft Brennnesselsaft Grapefruit-Papaya-Drink Gurkensaft Gurkenmix Ingwer Plus Karottensaft Kirschen-Pfirsich-Drink Kirschsaft KKP-Saft

Anhang – So helfen Säfte und Saftmixgetränke

Beschwerden/Anwendungsgebiet	Safttipp
Haut, unreine	Löwenzahnsaft M-M-Saft Nervenstark Petersiliensaft Pfirsichdrink Pfirsich-Melonen-Drink Schönheitstrunk
Herzbeschwerden	Apfel-Erdbeer-Drink Apfelsaft Baldriansaft Birne-Mango-Trunk Birnensaft Drei A Ein Herz für Paprika Fruchtiger Weißdorn Grapefruitsaft Gurkenmix Herzkraft Honigmelonensaft Ingwersaft Johanniskrautsaft Knoblauchsaft Nervenstark Paprikasaft Rote-Bete-Saft Scharfe Tomate Sellerie-Spinat-Saft Spargelsaft Trauben-Grapefruit-Mix Weißdornsaft
Knochenbeschwerden/Osteoporose	Acerolakirschsaft Beerenduett Kohlcocktail Paprikaduo

Beschwerden/Anwendungsgebiet	Safttipp
Konzentrationsstörungen	Bananensaft Bananen-Trauben-Saft Energy Plus Erdbeersaft Rote Kraft Selleriesaft Traubensaft Traubensaft rot-weiß Tutti-Frutti-Mix
Kopfschmerzen	Kopfschmerz-Saft Wassermelonen-Karotten-Saft
Krampfadern	Heidelbeersaft Orangentrunk Rosa-Rot-Drink Traubensaft
Kreislaufstörungen	Sellerie-Spinat-Saft Tropisches Duo
Leberschutz	Andornsaft Artischockensaft Löwenzahnsaft Rettichsaft Rote-Bete-Saft
Magenbeschwerden	Ananassaft Andornsaft Aprikosen-Birnen-Mix Baldriansaft Bananensaft Birnensaft

Anhang – So helfen Säfte und Saftmixgetränke

Beschwerden/ Anwendungsgebiet	Safttipp
Magenbeschwerden	Fenchelsaft Heidelbeersaft Ingwer Plus Ingwersaft Karottensaft Mangosaft Maracujasaft Papayasaft Pfirsichsaft Rettichsaft Schwarzer-Johannisbeer-Saft Soft Drink Thymiansaft Weißkohlsaft
Menstruationsbeschwerden	Fenchelsaft Frauentrunk Karotten-Zwiebel-Trunk Maracuja-Orangen-Saft Petersiliensaft Regelcocktail
Muskelkrämpfe	Ananas-Trauben-Saft Maracujasaft
Neurodermitis	Gurken-Karotten-Trunk Kartoffel-Karotten-Saft Pfirsichdrink
Nervosität	A-H-A-Saft Baldriansaft Bananensaft

Beschwerden/ Anwendungsgebiet	Safttipp
Nervosität	Birnen-Milch-Shake Birnensaft Johanniskraut-Birnen-Saft Johanniskrautsaft Karotten-Birnen-Duett Nervenstark Rote-Bete-Saft Soft Drink Soft 'n' Lazy
Nierenbeschwerden	Ananassaft Apfelsaft Aprikosensaft Artischockensaft Birkensaft Birnensaft Brennnesselsaft Brombeersaft Echinaceasaft Erdbeersaft Grün-Rot-Saft Gurkenmix Gurkensaft Johannisbeeren-Papaya-Saft Kartoffelsaft Kirschsaft Kiwisaft Kunterbuntdrink Löwenzahn-Karotten-Saft Löwenzahnsaft Mangosaft Petersiliensaft Pfirsichsaft Picanto

Anhang – So helfen Säfte und Saftmixgetränke

Beschwerden/Anwendungsgebiet	Safttipp
Nierenbeschwerden	Preiselbeerensaft Radieschensaft Rettichsaft Rote-Bete-Saft Sauerkraut-Tomaten-Saft Selleriesaft Spargelmix Tomatensaft Wassermelone Zwiebelsaft
Prostatabeschwerden	Brennnessel-Früchte-Saft Brennnesselsaft Wassermelonen-Petersilien-Saft
Reizdarm	Durchfallmix Exotic-Mix Kartoffel-Ingwer-Saft Weißkohlsaft
Rheuma	Aprikosensaft Birkensaft Brennnesselsaft Flotter Rettich Gurkensaft Löwenzahnsaft Meerrettich Popeyetrunk Prickelndes Kirschvergnügen Rettichsaft Rheumatrunk Weißkohlsaft Zitronensaft

Beschwerden/Anwendungsgebiet	Safttipp
Schlafstörungen	Baldriansaft Birnen-Milch-Shake Birnensaft Erdbeerschlummertrunk Johanniskrautsaft Kaliumkick Orangen-Ananas-Saft Papaya-Pfirsich-Mix Sellerieschlaftrunk Soft 'n' Lazy
Stoffwechselanregung	Acerolakirschsaft Artischockensaft Birkensaft Birnensaft Brennnesselsaft Grapefruitsaft Gurke Löwenzahnsaft Meerrettich Orangensaft Rote-Bete-Saft Roter Birkensaft Selleriesaft Spargelsaft Zitronensaft
Venenprobleme	Ananas-Trauben-Saft Blueberry-Mix Fresh Kiwi Kiwi-Ananas-Saft Traubensaft

Beschwerden/ Anwendungsgebiet	Safttipp
Verdauungs-störungen	Ananas-Grapefruit-Drink
Ananassaft
Andornsaft
Apfelsaft
Aprikosensaft
Artischocken-Karotten-Saft
Birnensaft
Brombeersaft
Drei-P-Trunk
Enzymcocktail
Erdbeersaft
Fenchelsaft
Grapefruitsaft
Gurkensaft
Guten Appetit
Ingwersaft
Kartoffelsaft
Kiwisaft
Knoblauchsaft
Kunterbuntdrink
Löwenzahnsaft
Mangosaft
Orangensaft
Orangentrunk
Papayasaft
Petersiliensaft
Pfirsichsaft
Pflaumensaft
P-H-Saft
Rettichsaft
Rheingau-Mix
Rote-Bete-Saft
Rote Kraft
Sauerkrautsaft
Sauer mal drei
Tomatensaft

Beschwerden/ Anwendungsgebiet	Safttipp
Verdauungs-störungen	Traubensaft
Tropisches Duo
Wassermelonensaft
Wurzeltrunk
Zitronen-Apfel-Mix
Zwiebelsaft
Verstopfung	Ananassaft
Apfelsaft
Aprikosensaft
Birnensaft
Drei-P-Trunk
Explosive Mischung
Orangensaft
Papayasaft
Pflaumensaft
PH-Saft
Rheingau-Mix
Sauerkrautsaft
Sauer mal drei
Sofort-Hilfe-Trunk
Traubensaft
Wechseljahrs-beschwerden	Baldriansaft
Frauentrunk
Johanniskraut-Birnen-Saft
Johanniskrautsaft
Rosa-Rot-Drink
Zahnfleisch-erkrankungen/ Parodontose	Ananas-Ingwer-Trunk
Brombeersaft
Knoblauch, gepresst
Kohlcocktail
Lindernder Beerentrunk
Paprikaduo
Thymiansaft

Sachregister

■ **A**cerolakirsche 44 f.
Actinicin 52
Allizin 17
Ananas 46 ff.
Andorn 94 f.
Anwendungsgebiete 118 ff.
Apfel 22 ff., 108
Aprikose 24 ff.
Artischocke 68 f.
Aspargin 17, 87
Ätherische Öle 16 f.
Augenbeschwerden 113

■ **B**aldrian 95 f.
Banane 48 f., 109
Beschwerdebilder 118 ff.
Birke 96 f.
Birne 26 ff.
Bitterstoffe 16
Brennnessel 97 f.
Brombeere 28 f.
Bromelain 46
Bronchitis 120

■ **C**ellulitis 113

■ **D**irektsaft 18

■ **E**chinacea 98 f.
Eisen 14, 111
Entgiftung 113
Entschlackung 113
Entwässerung 113
Enzyme 16
Erdbeeren 29 ff., 109
Erdbeermaske 109

■ **F**enchel 69 f.
Fingernägel 113
Flavonoide 15
Fluor 15
Folsäure 11
Frischpflanzen-Presssaft 19
Fruchtsaftgetränk 19
Fußpackung 114

■ **G**emüsesaft 19
Gemüsetrunk 19
Gerbstoffe 16
Gicht 122
Gingerol 99
Grapefruit 50 f.
Gurke 71 f., 109

■ **H**aarspülung 114
Hände, raue 113
Haut, trockene 113
Hautalterung 112
Heidelbeere 31 f.
Honigmelone 58
Hypericin 17

■ **I**ndol 17
Ingwer 99 f.
Inulin 16

■ **J**ohannisbeere, Schwarze 38 f.
Johanniskraut 100 f.

■ **K**alium 12
Kalzium 13, 111
Karotte 72 ff., 110
Kartoffel 74 f., 110
Kirsche 33 f.
Kiwi 51 ff.
Knoblauch 101 f.
Knochenbeschwerden 123
Kobalt 15, 74
Kohl 76 ff.
Konzentrat, rückverdünntes 19
Kupfer 74

■ **L**öwenzahn 102 f.

■ **M**agnesium 14
Mangan 15
Mango 54 f.
Maracuja 56 f.
Meerrettich 80 f.
Meerrettichsaft 81
Melone 58 ff.
Mineralstoffe 12 ff., 111
Multivitamingetränk 19
Muttersaft 18

■ **N**atrium 13
Nektar 19
Niacin 11

■ **O**range 61 f.

■ **P**apaya 63 f.
Paprika 78 f.
Pektin 15, 27, 61
Petersilie 104
Pfirsich 34
Pflaume 36
Phenolsäure 16
Phosphor 13
Preiselbeere 37 f.

■ **R**adieschen 80 f.
Reizdarm 125

Rettich 80 f.
Rheuma 125
Rote Bete 82 f.

Safttag 113 f.
Saponine 17
Sauerkraut 84 f., 110
Schwefel 15
Selen 15, 61
Sellerie 85 f.
Shogaole 99
Silizium 15
Spargel 87 f.
Spargelsaftrezepte 88
Spurenelemente 15

■ **T**hymian 105
Tomate 88 ff.

■ **V**itamin A 8 f., 111
Vitamin B1 10, 111
Vitamin B2 10 f., 111
Vitamin B6 11, 111
Vitamin C 9, 111
Vitamin D 111
Vitamin E 9 f., 111
Vitamine 8 ff., 111

■ **W**assermelone 58
Weißdorn 106

■ **Z**ink 15, 74
Zitrone 65 f., 110
Zitronenbad 112
Zwiebel 90 f.
Zwiebelsaftkur 112

Rezeptverzeichnis

■ **A**bwehrkick 26
Abwehr plus 99
Affenmix 62
A-H-A-Saft 25
AKIP-Saft 114
Akne-Prophylaxedrink 112
A-K-O-Saft 23
Ananas-Apfel-Saft 47
Ananas-Grapefruit-Drink 48
Ananas-Ingwer-Trunk 48
Ananas-Trauben-Saft 48
Ananas-Zitronen-Trunk 47
Anginasaft 47
Antigrippedrink 26
Apfel-Erdbeer-Drink 23

Rezeptverzeichnis

Apfel-Johannisbeer-Saft 39
Apfel-Mandarinen-Mix 23
Aprikosen-Birnen-Mix 25
Artischocken-Karotten-Saft 69

■ **B**ananen-Ananas-Saft 49
Bananen-Apfel-Mix 49
Bananencreme 109
Bananen-Trauben-Saft 49
Beerenduett 32
Beerenstarke Immunpower 30
Beerentrio 32
Birne-Mango-Saft 28
Birne mit Kiwi 28
Birnen-Milch-Shake 27
Blueberry-Mix 32
Brennnessel-Früchte-Saft 98
Brombeerpunsch 29
Bunte Birke 97

■ **C**arla's Special 86
Cellulitis-Drink 113
Cholesterinsenker 102
Cool-down-Drink 49

■ **D**rei A 25
Dreimal K 78
Drei-P-Trunk 36
Durchfallmix 70

■ **E**in Herz für Paprika 79
Energy Plus 75
Entschlackungscocktail 116
Enzymcocktail 52
Erdbeerschlummertrunk 30
Erkältungskiller 62
Erkältungssaft 66
Es grünt so grün 77
Exotic-Mix 55
Exotischer Schönheitstrunk 55
Explosive Mischung 24

■ **F**it-Drink 110
Fit-durch-den-Winter-Drink 45
Florida 114
Flotter Rettich 81
Frauentrunk 70
Fresh Kiwi 53
Fruchtiger Weißdorn 106

■ **G**emüsemix 69
Grapefruit-Papaya-Drink 51
Grüner Eistee 95
Grün-Gelb-Rot-Saft 72
Grün-Rot-Saft 104
Gurken-Karotten-Trunk 71
Gurkenmaske 109

Gurkenmix 72
Gute-Laune-Saft 27
Guten Appetit 28

■ **H**airdrink 114
Halswehsaft 73
Herbstsaft 24
Herzkraft 60

■ **I**ngwer plus 100
Ingwersaft 100

■ **J**ohannisbeeren-Papaya-Saft 39
Johannisbeeren-Karotten-Saft 39
Johanniskraut-Birnen-Saft 101

■ **K**aliumkick 35
Karotten-Birnen-Duett 73
Karotten-Zwiebel-Trunk 74
Kartoffel-Ingwer-Saft 75
Kartoffel-Karotten-Saft 75
Kartoffelmaske 110
Kirschen-Pfirsich-Drink 34
Kirschsaftpower 33
Kiwi-Ananas-Saft 52
KKP-Saft 73
Kohlcocktail 78
Kopfschmerzsaft 46
Kunterbuntdrink 81

■ **L**indernder Beerentrunk 29
Löwenzahn-Karotten-Saft 103

■ **M**ango-Apfel-Trunk 55
Mango-Papaya-Ananas-Drink 54
Maracuja-Grapefruit-Mix 56
Maracuja-Orangen-Saft 56
Melonen-Kiwi-Drink 111
M-M-Saft 56

■ **N**ervenstark 82

■ **O**rangen-Ananas-Saft 62
Orangentrunk 62

■ **P**-A-K-Saft 37
Papaya-Apfel-Saft 64
Papaya-Grapefruit-Drink 64
Papaya-Pfirsich-Mix 64
Paprikaduo 79
Peaches'n Cream 62
Petersilie-Karotten-Saft 104
Pfirsichdrink 35
Pfirsich-Mandel-Trunk 35
Pfirsich-Melonen-Drink 35
PH-Saft 59

Popeyetrunk 77
Powerdrink 45
Preiselbeer-Brombeer-Mix 38
Preiselbeeren-Trauben-Saft 38
Prickelndes Kirschvergnügen 34

■ **R**egelcocktail 64
Rheingaumix 40
Rheumatrunk 74
Rosa-Rot-Drink 51
Rote Kraft 83
Roter Birkensaft 97
Roter Thymian 105
Rote Variationen 30
Rotkohldrink 77

■ **S**auerdrink 39
Sauerkraut-Tomaten-Saft 85
Sauer mal drei 84
Scharfe Abwehr 89
Scharfe Tomate 89
Schönheitstrunk 34
Selleriemix 86
Sellerieschlaftrunk 86
Sellerie-Spinat-Saft 86
Sofort-Hilfe-Trunk 84
Soft'n Lazy 96
Soft Drink 96
Spargelmix 88
Spargel-Powerdrink 88
Stärkungstrunk 70
Straffe-Haut-Mix 112

■ **T**omatenhustensaft 90
Tomato Joe 81
Trauben-Grapefruit-Mix 40
Traubenkraft 40
Traubensaft rot-weiß 40
Tropische Schönheit 113
Tropische Vier 59
Tutti-Frutti-Mix 30

Vitamin-C-Kick 51

■ **W**assermelonen-Karotten 60
Wassermelonen-Petersilien-Saft 60
Wurzeltrunk 82

■ **Z**itronen-Apfel-Ingwer-Saft 66
Zitronen-Apfel-Saft 65
Zitronen-Zucker-Wasser 65
Zitrusmix 50
Zwei-P-Saft 79
Zwiebel-Knoblauch-Saft 91
Zwiebelmix 91